传染病消毒方法与人员防护

主 审 张 颖
主 编 费春楠

天 津 出 版 传 媒 集 团
天津科技翻译出版有限公司

图书在版编目（CIP）数据

传染病消毒方法与人员防护 / 费春楠主编. —天津:
天津科技翻译出版有限公司, 2021.7
ISBN 978-7-5433-4036-7

Ⅰ. ①传… Ⅱ. ①费… Ⅲ. ①传染病防治—消毒
Ⅳ. ①R187

中国版本图书馆 CIP 数据核字(2020)第 128186 号

传染病消毒方法与人员防护

CHUANRANBING XIAODUFANGFA YU RENYUANFANGHU

出　　版 : 天津科技翻译出版有限公司
出 版 人 : 刘子媛
地　　址 : 天津市南开区白堤路 244 号
邮政编码 : 300192
电　　话 : (022)87894896
传　　真 : (022)87895650
网　　址 : www.tsttpc.com
印　　刷 : 天津新华印务有限公司
发　　行 : 全国新华书店
版本记录 : 710mm×1000mm　16 开本　12.75 印张　180 千字
　　　　　2021 年 7 月第 1 版　2021 年 7 月第 1 次印刷
　　　　　定价 : 58.00 元

（如发现印装问题，可与出版社调换）

编委名单

主　审　　张　颖
主　编　　费春楠
副主编　　刘　军　刘　贺　宁培勇　纪学悦　宋　佳　薄立超　王红梅
编　委　　（按姓氏汉语拼音排序）

薄立超　　天津市西青区大寺镇社区卫生服务中心
陈树斌　　天津市滨海新区疾病预防控制中心
董　伟　　天津市静海区疾病预防控制中心
费春楠　　天津市疾病预防控制中心
戈　磊　　天津市河西区疾病预防控制中心
郝肖阳　　天津市宝坻区疾病预防控制中心
胡晓辉　　天津市红桥区疾病预防控制中心
纪学悦　　天津市疾病预防控制中心
贾艳合　　天津市蓟州区疾病预防控制中心
雷　鸣　　天津市南开区疾病预防控制中心
梁　军　　天津市滨海新区疾病预防控制中心
刘　贺　　天津市疾病预防控制中心
刘　军　　天津市疾病预防控制中心
罗生茂　　天津市武清区疾病预防控制中心
马玉涛　　天津市津南区疾病预防控制中心
米丽娟　　天津市和平区疾病预防控制中心
宁培勇　　天津市疾病预防控制中心
宋　佳　　天津市疾病预防控制中心
苏　萌　　天津市和平区疾病预防控制中心

王　梅　　天津市河北区疾病预防控制中心

王　姝　　天津市北辰区疾病预防控制中心

王红梅　　天津大学

王金柱　　天津市河东区疾病预防控制中心

许　明　　天津市东丽区疾病预防控制中心

闫　静　　天津医科大学

杨　涛　　天津市滨海新区疾病预防控制中心

杨士永　　天津市南开区疾病预防控制中心

张晓娟　　天津市疾病预防控制中心

赵　杨　　天津市东丽区疾病预防控制中心

赵　媛　　天津市南开区疾病预防控制中心

前　言

在人类历史上,传染病曾给人类带来无数的灾难。传染病的发生易形成突发性公共卫生事件,它的暴发和流行都会对社会造成很大的影响,给国民经济和人民健康造成危害。新型冠状病毒肺炎、传染性非典型肺炎、禽流感、0139群霍乱弧菌、艾滋病等新现传染病,结核病、白喉、登革热、鼠疫、疟疾等老传染病的死灰复燃,成为严重的公共卫生问题乃至社会问题。

从非典型肺炎到新型冠状病毒肺炎,虽然中国公共卫生体系的短板逐步得到填补,但整个公共卫生系统在人员水平、技术、设备等方面仍有待提高。以上问题的解决并不能一蹴而就,作为公共卫生从业人员,首先需要解决的是传染病控制技术方面的问题。

面对此次新型冠状病毒肺炎,在没有疫苗和特效药的情况下,我们采取的措施有对密切接触者进行集中隔离观察或居家观察、对患者污染的场所进行终末消毒、对易感人群进行人员防护,这些措施在这场疫情阻击战中均起到了重要作用。消毒是切断传染病传播途径的重要手段之一。有效的消毒措施在预防和控制传染病流行、暴发中可以起到重要作用。然而就控制感染而言,有三方面的问题需要特别关注。一是消毒的有效性问题。在实际工作中,针对不同的消毒对象使用正确的消毒方法,是消毒成功的关键。二是要充分考虑在消毒实施过程中化学消毒药剂对人体和环境造成的不利影响及过度消毒所带来的危害。三是传染性疾病需要多种综合防治措施,消毒只是针对某些传播途径的一项措施,无法替代传染源的管理、传播途径的切断及对易感人群的保护。因此,我们需要充分理解消毒的概念、意义、适用范围及局限性。

本书着重介绍了常见传染病疫源地的消毒技术、个人防护方法及注意事项,同时对传染性疾病在预防与控制中的措施进行了详细阐述。本书注重可操作性和实用性,对专业人员和普通社区工作者均有较强的指导作用。相信本书的出版将对增强相关工作人员预防、控制常见传染病的能力,提高传染性疾病的预防与控制水平起到积极的作用。

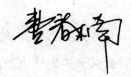

目　录

第一章 定义和基本概念

1.消毒（disinfection）

其是指杀灭或清除传播媒介上的病原微生物,使其达到无害化的方法。

2.灭菌（sterilization）

其是指杀灭或清除传播媒介上一切微生物的方法。

3.消毒剂（disinfectant）

其是指用于杀灭传播媒介上的微生物,使其达到消毒或灭菌要求的制剂。

4.灭菌剂（sterilant）

其是指可杀灭一切微生物(包括细菌芽孢),使其达到灭菌要求的制剂。

5.高效消毒剂（high-efficacy disinfectant）

其是指可杀灭一切细菌繁殖体(包括分枝杆菌)、病毒、真菌及其孢子等,且对细菌芽孢(致病性芽孢菌)也有一定的杀灭作用,达到高水平消毒要求的制剂。

6.中效消毒剂（intermediate-efficacy disinfectant）

其是指仅可杀灭分枝杆菌、真菌、病毒、细菌繁殖体等微生物,达到消毒要求的制剂。

7.低效消毒剂（low-efficacy disinfectant）

其是指仅可杀灭细菌繁殖体和亲脂病毒,达到消毒要求的制剂。

8.有效氯（available chlorine）

其是指与含氯消毒剂氧化能力相当的氯量(非消毒剂所含氯量),其含量或浓度用 mg/L 或%表示。有效碘及有效溴的定义和表示法与有效氯对应。有效氯是衡量含氯消毒剂氧化能力的标志。

9.杀灭时间（killing time,KT）

其是指用于生物指示物抗力鉴定时,受试指示物样本经杀菌因子作用后,全

1

部样本无菌生长的最短作用时间(min)。

10.疫源地消毒(disinfection of epidemic focus)

其是指对存在或曾经存在传染源的场所进行的消毒。

11.随时消毒(concurrent disinfection)

当存在传染源时,对其排出的病原体可能污染的环境和物品及时进行的消毒为随时消毒。

12.终末消毒(erminal disinfection)

其是指传染源离开疫源地后进行的彻底消毒。

13.预防性消毒(preventive disinfection)

其是指对可能受到病原微生物污染的物品和场所进行的消毒。

14.人员卫生处理(personnel decontamination)

其是指对污染或可能被污染人员进行人体、着装、随身物品等的消毒与清洗,即除污染处理。

15.抗菌(antibacterial)

其是指采用化学或物理方法杀灭细菌或妨碍细菌生长、繁殖及其活性的过程。

16.抑菌(bacteriostasis)

其是指采用化学或物理方法抑制或妨碍细菌生长、繁殖及其活性的过程。

第二章 常用消毒方法及影响因素

第一节 物理消毒法和生物消毒法

按照消毒机制的不同,可将消毒方法分为物理消毒法、生物消毒法和化学消毒法三大类。

一、物理消毒法

利用物理因子作用于病原微生物,将其杀灭或清除,叫作物理消毒法。物理因子按其在消毒中的作用,可分为以下五类。

(一)具有灭菌作用的物理因子

其主要包括热力、电离辐射、微波、红外线、激光等,可以达到灭菌水平。其中热力、电离辐射与微波效果较好,使用广泛。现就红外线与激光的消毒作用进行简单介绍。

1.红外线

红外线是 0.77~1000.00μm 波长的电磁波。按波长的区别,大致可分为近红外线(0.77~3.00μm)、中红外线(3.00~30.00μm)、远红外线(30.00~1000.00μm)三段。红外线有良好的热效应,热能直接由电磁波产生,不需介质传导,故升温快,有利于消毒。在三段红外线中,远红外线最易被物品吸收,所以热效应也是最好的。但红外线的热效应只能在照射到的表面产生,因此不易使一个物体前后左右均匀加热。根据此特点,红外线消毒只适用于导热性较好,并且比较平坦的污染表面。为使物品受热均匀,可采用多面照射或旋转式单侧照射。

红外线光源越强,热效应越高。距光源越远,热效应越差。各种颜色表面对红外线的吸收率不同,吸收率越高,温度效应越好。黑色吸收率最高(87%),其他依次为灰色(75%)、绿色(73%)、红色(64%)、黄色(50%)、白色(46%)。

消毒用红外线烤箱最高温度可达约200℃,较电热烤箱节电50%以上。为适应工业生产与特殊需要,还有自动输送式红外线烤箱与高真空红外线烤箱。前者可进行连续性消毒处理,后者可将消毒温度提高到280℃,以缩短作用时间。

2.激光

激光是激光器中受激发光物质经激发产生的光子通过谐振腔放大所形成的光束。从杀菌角度来看,其特点为:①能量高度集中;②指向性强。

激光对生物组织破坏的机制为:①热效应使细胞焦化;②冲击效应将细胞压缩变形以致破裂;③化学效应引起细胞分子化学键的断裂或生成游离基团。

对于激光杀菌作用的研究虽开始不久,但从其良好效果来看,是有发展前途的。已有关于对手术刀、牙钻、玻璃瓶等进行灭菌试验的报告。激光与氧、超声波等均有协同杀菌作用。

(二)具有消毒作用的物理因子

紫外线、超声波等因子具有灭活微生物的作用,在特定强度下可用于环境和物体表面的消毒,但一般不用于灭菌。紫外线的使用较广泛,有大量的文献介绍。下面仅就超声波对微生物的杀灭作用进行简单介绍。

超声波系振动频率大于20kHz的声波。超声波具有声波的一切特性。它可以在固体、液体和气体中传播。传播时其强度随传播距离的增加而减弱。同时超声波还具有光的特性,包括反射、折射、衍射等。高频超声波也可以聚焦和定向发射。

超声波发生器主要有三种类型,即机械式、磁致伸缩式和压电式。

超声波的作用原理主要是机械压强作用(包括辐射压强和超声压强)、产热效应、空化作用和化学作用。当超声波通过液体时,不断呈疏密相间的波动。稀疏时产生的负压可超过液体分子间的内聚而形成空穴,密集时所产生的正压又使空穴破溃,形成巨大的压力。此种正负相交的压力冲击微生物可使其破碎死亡,冲击水或其他化合物分子可产生电离和自由基。自由基的化学活性较强,作用于微生物亦可使其死亡。

超声波对杆菌的杀灭作用比对球菌强,且对细菌繁殖体和病毒的作用较酵母菌及细菌芽孢强。一般来说,作用时间越长,杀菌效果越好。菌液容量越大,浓度越高,效果越差。菌液的深度最好浅于所用超声波波长的一半,若菌液过深,则消毒效果会降低。输出功率越大,消毒效果越好。在一定范围内,频率越高,杀菌作用越强;但频率过高,不易产生空穴作用,效果反而很差。高温有利于超声波的杀菌,而有机物则对微生物有保护作用。当与某些化学或物理因子合用时,可有协同杀菌作用。

(三)具有自然净化作用的物理因子

冷却、冰冻、干燥等因子杀灭微生物的能力有限,但在自然净化中却发挥着作用。

冷却和冰冻是两个概念。冷却是降低温度,但不一定形成冰冻。微生物在冷却时可大量死亡,冷却越快,死亡越多;温度下降缓慢,就会减少死亡的发生。一旦温度稳定后,死亡即减少或停止,在低温时存活下来的微生物,代谢降低,存活的时间延长,因此实验室又多用此方法保存菌(毒)种。

冰冻除有冷却作用外,还有其他物理作用:①水结晶的挤压;②蛋白质絮凝与变性;③引起代谢损伤;④细胞膜渗透性改变。反复冰融可造成细胞破裂,导致生物死亡。

在空气中干燥比在真空中干燥破坏性更大。干燥时微生物的死亡大多发生在第一个 100min 内,之后死亡率下降。皮肤上的绿脓杆菌在干燥时易死亡,因除干燥以外还有皮肤产生的酸性作用(皮肤分泌物为酸性,主要是油酸)。

干燥的致死作用在于:①使溶液中小量毒性物质浓缩;②抑制内源呼吸作用,干扰代谢。

(四)具有除菌作用的物理因子

机械清除、通风、过滤除菌等因子虽不能杀灭微生物,但可将它们从传播媒介上去除,同样可起到消毒或灭菌的作用。过滤除菌的使用,不论对液体或气体均较普遍,后面将有专门章节介绍。

机械清除法有一定的除菌作用,常用方法有冲洗、擦拭、刷除等。机械清除物体表面微生物,可结合日常卫生清扫工作进行。为加强除菌效果,常在清除操作中使用表面活性剂。在清扫时,为防止微生物随尘土飞扬,以湿性清扫法为宜。

通风可对空气中的微生物进行稀释和清除。自然通风是一种最为简便、经济的消毒方法。在室内空气受到污染时,即打开门窗通风,即使在无风时,1~2h 亦可达到无害化。若室内外温差较大，房间的通风条件较好或有微风时，通风的时间可适当缩短。

(五)具有辅助作用的物理因子

真空、压力等因子本身不能杀灭微生物，但可为杀灭、清除或抑制微生物生长、繁殖创造有利条件。例如，真空可去除容器中的氧气，有利于抑制某些微生物的生长、繁殖。真空亦可以加速压力蒸汽灭菌或气体消毒剂的灭菌作用。加压可提高水蒸气的温度，增强其杀菌作用。

目前，在我国的消毒工作中，应用比较普遍的物理消毒方法是加热处理、紫外线照射与过滤除菌，特别是各式各样的加热处理消毒方法。

二、生物消毒法

利用一些生物及其产生的物质来杀灭或清除病原微生物的方法叫作生物消毒法。在自然界，有的微生物在代谢过程中往往生成不利于其他微生物存活的物质或环境，并将其杀灭。如传统的污水净化可在缺氧的条件下，通过厌氧微生物的生长来阻碍需氧微生物的存活。粪便、垃圾发酵的堆肥，可利用嗜热细菌繁殖时产生的热杀灭病原微生物。

除抗生素外，目前还发现大量的生物及其产物具有杀菌、消毒作用，如各种噬菌体对细菌的裂解作用、天然植物提取液(松树油、桉树油、麝香草油、柠檬果等)、蜂蜜、抑菌肽、杀菌蛋白、溶菌酶、核酸酶等。

20 世纪 70 年代，美国弗吉尼亚大学的化学工程研究所进行了一系列用生物酶消毒细菌与病毒的研究。他们将可与病毒共价结合的核酸酶连接到玻璃和陶瓷的支撑物上，对水和空气中的病毒进行消毒，结果发现效果极佳，而且这种性质稳定的酶对气溶胶态的病毒的灭活作用比液体形态的灭活作用更强，并在流感、疱疹 I 型、柯萨奇 A21 病毒的消毒研究中得到了证实。他们还发现，与每个病毒共价结合的核酸酶是最有效和稳定的酶。该组研究人员报道说，用置于玻璃纤维滤膜上的溶菌酶对空气中的大肠杆菌和球菌进行了成功的消毒，此结果获得了专利授权。

20 世纪 80 年代，美国化学研究发展工程中心经研究发现，一种从链球菌属获得的 Mutanolysin，不仅可溶解链球菌，还可溶解其他细菌，如炭疽杆菌、土拉杆菌和鼠疫杆菌。将 Mutanolysin 与溶菌酶联合使用,对革兰阳性细菌的消毒效果较好,在一定的条件下对革兰阴性细菌也起作用,这种混合物虽可消毒真菌,但效果不太强。同时他们还发现,一种从分节孢子杆菌提出的裂解酶,在磷酸盐缓冲的条件下,可通过裂解直链多聚糖的 1~3 连锁而溶解囊球菌且明显抑制白色念珠菌的生长。

上海复旦大学研究了溶葡萄球菌酶(lysostaphin),发现该酶是一种含锌的金属蛋白酶,专门降解细胞壁的甘氨酸肽键,能裂解金黄色葡萄球菌等细胞壁具有甘氨酸肽键的细菌,从基因克隆、发酵生产、分离纯化到初步应用,建立了一个完整的体系,最终由上海高科公司将 FE 复合酶产品推向国内市场。

2001 年,美国北卡罗来纳州立大学罗利分校生物学教授石家兴发现一种可以分解鸡毛的酶,可能被用来"消化"导致疯牛病和人类克雅病的毒蛋白。研究发现,枯草杆菌分泌的一种角蛋白酶能够分解鸡毛,使鸡毛变成能被小鸡消化吸收并有助于生长的饲料。由于鸡毛中所含角蛋白与导致疯牛病的毒蛋白同为 β 结构,石教授联想到角蛋白酶也许可以对付疯牛病。他与荷兰一家疯牛病专业检测机构联合进行的试验表明,角蛋白酶确实能够破坏毒蛋白,使其丧失传染能力。

第二节　化学消毒法

一、名词解释

化学消毒法是利用化学消毒剂作用于病原微生物,使病原微生物蛋白质变性,从而影响病原微生物的化学组成、形态、生理活动,最终达到抑菌和杀菌的目的。在实际条件下,病原体不是以纯培养物形式存在,而是与患者的分泌物(黏液、脓液、粪、尿等)及其他微生物共同存在,并且附着在外界物体上。

二、常用的化学消毒方法

(一)消毒剂溶液浸泡消毒法

此方法常选用杀菌谱广、腐蚀性弱、水溶性的消毒剂,将物品浸没于溶液内,在标准的浓度和时间内,达到消毒灭菌的目的。

适用范围：餐(饮)具、服装、污染的不耐高温的物品,锐利器械(刀、剪刀、缝针等)、内镜、塑料导管等医疗用品的消毒灭菌。

操作方法：将待消毒的物品全部浸没在消毒溶液中。按消毒对象和消毒液的种类,确定消毒溶液的浓度与浸泡时间。浸泡前将消毒对象洗净擦干,浸没在消毒液内,注意打开物品的轴节或套盖,在管腔内注满消毒液。浸泡中途添加物品,需重新计时。医疗器械使用前用无菌生理盐水冲洗,避免消毒剂刺激人体组织。对导管类物品,应使管腔内也充满消毒剂溶液。作用至规定时间后,取出后用水冲净,晾干。根据消毒剂溶液的稳定程度和污染情况,及时更换所用溶液。

注意事项：①物品必须清洗,去掉脓、血、油污等污物,擦干后再浸泡；②消毒物品与药液应充分接触；③凡对金属有腐蚀作用的药液,均不能用器械浸泡消毒；④经浸泡消毒的器械,必须用无菌生理盐水冲洗后再使用；⑤药液按使用期限定期更换；⑥应用化学药液进行消毒灭菌时,须严格掌握药物的性质、有效浓度及消毒时间,否则会影响消毒效果。

(二)消毒剂溶液擦拭消毒法

擦拭消毒法是指将布或者其他擦拭物浸入易溶于水、穿透性强的消毒剂,擦拭物品表面,在标准的浓度和时间里达到消毒灭菌的目的。

适用范围：家具表面消毒。

操作方法：将布浸入消毒剂溶液,依次往复擦拭消毒物品表面。作用至规定时间后,用清水擦净,去除残留消毒剂,以减轻可能引起的腐蚀、漂白等损坏作用。

注意事项：①不耐湿物品表面不能使用该方法实施消毒处理；②擦拭时应防止遗漏；③污物可导致消毒剂有效浓度下降,因此表面污物较多时,应适时更新消毒液,防止污物中的病原体对消毒剂造成污染。

(三)消毒剂溶液熏蒸消毒法

熏蒸消毒法是指在密闭环境内或专用消毒柜(或箱)与消毒袋中,用消毒剂气体(如环氧乙烷等)按照标准的浓度和时间对室内物品及空气进行消毒或灭菌的处理方法。

本方法适用于室内物品、空气消毒、精密贵重仪器和不能蒸、煮、浸泡的物品(血压计、听诊器、传染病患者用过的票证等)。

操作方法:甲醛熏蒸法和环氧乙烷熏蒸法

1.甲醛熏蒸

甲醛无论在气态还是液态下均能使蛋白质凝固、使类脂溶解,还能与氨基结合而使蛋白质变性,因此具有较强的广谱杀菌作用,对细菌繁殖体、芽孢、真菌和病毒均有效,适用于室内、器具的消毒。每立方米空间用甲醛溶液 20mL 加等量水,然后加热使甲醛变为气体,温度应不低于 15℃,相对湿度为 60%~80%,消毒时间为 8~10h。

甲醛熏蒸消毒不适用于包装物品及精密仪器等怕腐蚀的物品。

2.环氧乙烷熏蒸

环氧乙烷是广谱、高效、穿透力强、不留残毒,对消毒物品损害轻微的消毒灭菌剂。低温时为无色液体,沸点为 10.8℃,故常温下为气体灭菌剂。其作用原理为通过烷基化破坏微生物的蛋白质代谢。一般应用条件是 15℃时 0.4~0.7kg/m²,持续 12~48h。温度升高 10℃,杀菌力可提高 1 倍以上,相对湿度 30%时灭菌效果最佳。常用环氧乙烷的熏蒸消毒浓度为 400~800mg/L,适用于纸张、书籍、布、皮毛、塑料、人造纤维、金属品、大宗皮毛的消毒。不足之处是环氧乙烷含量超过 3%时易燃、易爆,对人体有一定的毒性,故需在密闭容器中进行消毒,避开明火以防爆炸。消毒后需通风,防止吸入。

(四)消毒剂溶液喷雾消毒法

借助普通喷雾器或气溶胶喷雾器,使消毒剂产生微粒状的气雾弥散在空间,可以对空气和物品表面消毒。如用 1%漂白粉澄清液或 0.2%过氧乙酸溶液做空气喷雾。对细菌芽孢污染的表面,每立方米用 2%过氧乙酸溶液 8mL 经 30min(在 18℃以上的室温下)喷雾,杀灭率可达 99.9%。

1.普通喷雾消毒法

普通喷雾消毒法是指用普通喷雾器(图 2.1)喷洒消毒液对物体表面进行消毒的处理方法,喷洒液体雾粒直径多在 100μm 以上。各种农用和医用喷雾器均可应用。

适用范围:物体(品)表面、室内墙面和地面、室外建筑物和帐篷表面、地面、车辆外表面、装备、植被等。

使用要求:用普通喷雾器进行消毒剂溶液喷洒,使物品表面全部润湿,作用至规定时间。喷雾顺序宜先上后下、先左后右,喷洒有刺激性或腐蚀性消毒剂时,

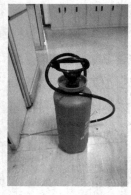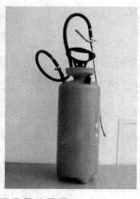

图 2.1   普通常量喷雾器

消毒人员应佩戴口罩和眼镜,并将食品、餐具、衣被等物品收好,或用塑料膜覆盖以防湿。室外喷雾时,消毒人员应站在上风向位置。

注意事项:喷洒有刺激性或腐蚀性消毒剂时,消毒人员应佩戴防护口罩、眼镜,穿防护服。室内进行喷雾时,喷洒前将食品、衣被及其他不需消毒的物品收好。

用于疫源地消毒时须注意到达疫区或疫点后,先从足下喷洒,开辟无害化通道至操作端点而后按先上后下、先左后右的顺序依次喷洒。喷洒量可依据表面的性质而定,使消毒剂溶液可均匀地覆盖表面至全部湿润。

2.气溶胶喷雾消毒法

气溶胶喷雾消毒法是指用气溶胶喷雾器(图 2.2 和图 2.3)喷洒消毒液进行空气或物体(品)表面消毒的方法。

气溶胶是液体或固体微粒悬浮在气体介质中所形成的一种分散体系。液体微粒形成的气溶胶称为雾,固体微粒形成的气溶胶称为烟。液体气溶胶雾滴的体积中值直径<50μm 者占 90%以上时,在空气中悬浮的时间适中(雾滴的体积中值直径<50μm 时,悬浮时间>1min),分布均匀,可使消毒剂与微生物有效接触,气溶胶雾滴的扩散、蒸发、沉积、惯性撞击及喷雾撞击、布朗运动、静电吸附等物理、化学作用比较稳定,应用气溶胶喷雾消毒法可兼收喷雾和熏蒸的效果,空气与物体表面同时达到消毒的目的,对隐蔽表面也可达到良好的消毒效果。气溶胶

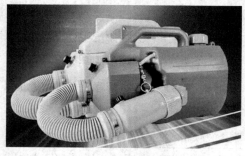

图 2.2   气溶胶喷雾器

喷雾消毒具有省药、省水、省时,不浸透表面,对物品损害小等特点。气溶胶喷雾消毒法是较为实用的消毒方法。

适用范围:适用于对室内、坑道、车辆、帐篷内空气和物体(品)表面实施的消毒。

使用要求:消毒时关好门窗,喷雾

前将食品及其他不需要消毒的物品放好，按照自上而下、由左向右的顺序喷雾。喷雾用药量以消毒剂溶液可均匀覆盖在物品表面或消毒液的雾团充满空间为度。喷距以消毒剂溶液能均匀覆盖在物品表面为度。喷雾结束 30~60min

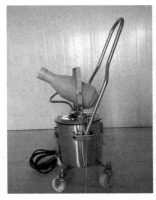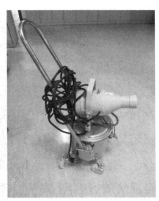

图 2.3 气溶胶喷雾器

后打开门窗,将空气中残留的消毒剂雾粒散去。

注意事项:对消毒人员和物品的防护同普通喷雾消毒法,要特别注意不可让消毒剂气溶胶进入呼吸道。

(五)环氧乙烷气体密闭消毒法

将环氧乙烷气体置于密闭容器内,在标准的浓度、湿度和时间内达到消毒灭菌的目的。

环氧乙烷是广谱气体杀菌剂,能杀灭细菌繁殖体和芽孢,以及真菌和病毒等。环氧乙烷是一种沸点仅为 10.8℃的液体溶剂,具有常温下汽化、强力杀菌、穿透性好等特点。对大多数物品无损害,消毒后可迅速挥发,只能灌装于耐压金属罐或特制安瓿瓶中。

适用范围:特别适用于不耐高热和温热的物品,如医疗器械、各种导管、节育器材;内镜、心脏起搏器、人工心脏(心肺机)、透析器、电子光学仪器等精密器械,以及书籍、文件等,均无损害和腐蚀等副作用。

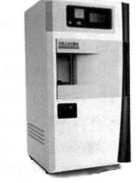

操作方法:灭菌可用柜室法或丁基橡胶袋法。

1.柜室法

可在环氧乙烷灭菌柜内进行(图 2.4)。将物品放入柜室内,关闭柜门,预温加热至 40~60℃,抽真空至 21kPa 左右,通入环氧乙烷,用量为 1kg/m³,在最适相对湿度(60%~80%)的情况下作用 6~12h。灭菌完毕后排

图 2.4 环氧乙烷灭菌柜

气,打开柜门,取出物品。

2.丁基橡胶袋法

此方法可在丁基橡胶袋内进行。将物品放入袋内,挤出空气,扎紧袋口。环氧乙烷给药可事先放于安瓿袋内,扎紧袋口后打碎,使其气体扩散;亦可将钢瓶放在 40~50℃的温水中,内部环氧乙烷汽化后与袋底部胶管相通,使气体迅速进入,用药量为 2.5g/L。将橡胶袋底部通气口关闭,在 20~30℃的室温中放置 8~24h。

注意事项如下。①环氧乙烷应存放在阴凉、通风、无火源、无电开关处。用时轻取轻放,勿猛烈碰撞。②消毒时,应注意环境的相对湿度和温度。钢瓶需加温时,水温不可超过 70℃。③消毒容器不能漏气(检测有无漏气,可用浸有硫代硫酸钠指示剂的滤纸片贴于可疑部位,如有漏气,滤纸片颜色由白色变成粉红色)。袋内物品放置不宜过紧。④环氧乙烷有一定吸附作用,消毒后的物品,应放置在通风环境中,待气体散发后再使用。⑤本品液体对皮肤、眼及黏膜刺激性强,如有接触,立即用水冲洗。⑥在环氧乙烷消毒的操作过程中,当有头昏、头痛等中毒症状时,应立即离开现场,到通风良好的地方休息。

三、消毒方法的选择

为了使消毒工作顺利进行并取得较好效果,需根据不同情况选择适当的方法。一般应考虑以下几个问题。

(一)病原体的种类

不同传染病病原体有不同特点,对不同消毒方法的耐受性不同。如细菌芽孢对各种消毒措施的耐受力最强,必须用杀菌力强的灭菌剂、热力或辐射处理,才能取得较好效果。故一般将其作为最难消毒的代表。其他如结核杆菌对热力消毒敏感,而对一般消毒剂的耐受力却比其他细菌要强。真菌孢子对紫外线抵抗力很强,但较易被电离辐射所杀灭。肠道病毒对过氧乙酸的耐受力与细菌繁殖体相近,但季铵盐类对其无效。肉毒杆菌素易被碱性破坏,但对酸性耐受力强。其他细菌繁殖体和病毒、螺旋体、支原体、衣原体和立克次体对一般消毒处理耐受力均差,常见消毒方法一般均能取得较好效果。

(二)消毒对象的性质

同样的消毒方法对不同性质物品的消毒效果往往不同。油漆光滑的墙面,喷洒药液不易停留,应以冲洗、擦拭为宜。较粗糙墙面,易使药液停留,可喷洒消毒。环氧乙烷熏蒸对易于吸收药物的布、纸张消毒效果较好,而对金属表面消毒需要延长时间。粪便、痰液消毒不宜用凝固蛋白质药物处理,因蛋白质凝固对病原体起保护作用。高压蒸汽杀菌效果虽好,但不宜用于毛皮、塑料和人造纤维制品的消毒。环氧乙烷熏蒸赛璐珞制品,高浓度过氧乙酸或含氯消毒剂如漂白粉浸泡棉织品,或长时间浸泡乳胶手套,可对物品产生较强的腐蚀性。对于食品及餐具不宜用有毒或有恶臭的消毒液处理。

(三)消毒应考虑具体环境

在室内消毒时,密闭性好的房屋可用熏蒸消毒,密闭性差的应用消毒液擦拭或喷洒消毒。通风良好的房屋,可用通风换气法消毒;通风换气不良,污染空气长期滞留处应当用药物熏蒸和喷洒消毒。人口稠密地区不可用刺激性强的气体消毒。接近火源不宜用醇类和环氧乙烷等易燃物消毒。

(四)传染病消毒要求

不同条件下的传染病传播途径不同,在传染病防控方面的要求也不同。在传染病流行时,发病严重的疫区,应集中应用效力好的药物与器械。发病少的外围地区,可采用简易的消毒方法。在传染病医院或病房,患者比较集中,污染严重,消毒的需求量大,应采用固定设备和高效的消毒措施,患者的住所消毒属于临时消毒措施,工作量小,可采用简易消毒措施及方法。饮水应在净化的基础上煮沸,生活用水净化后加氯消毒即可。对呼吸道传染病,要进行空气隔离,加强室内通风并合理佩戴口罩;对胃肠道传染病应进行生活用具、粪便、呕吐物的消毒,并且接触后要洗手。不同病种的消毒应注意区别对待。甲、戊型病毒性肝炎患者,应用较强含氯消毒剂进行消毒,不宜用季铵盐、来苏尔等一般消毒剂处理,在消毒的同时应开展防蝇、灭蝇及灭蟑螂的工作。

四、应用化学消毒法时应注意的问题

- 使用溶液状态消毒剂,应使化学消毒剂与分泌物中的微生物直接接触。当对有大量有机物的分泌物进行消毒时应特别注意此点。
- 应使用足够浓度的消毒剂。
- 保证足够的作用时间。

● 消毒剂对消毒对象应没有损坏作用。

在消毒工作时还要注意影响消毒的因素,如消毒剂量(包括消毒的强度及作用时间),消毒物品污染的程度,消毒的温度、湿度及酸碱度,有关化学拮抗物,消毒剂的穿透力及表面张力等。

第三节　影响消毒效果的因素

在消毒过程中,不论是物理法、化学法还是生物法,它们的效果都受很多因素的影响。掌握并利用这些因素,可以提高消毒效果;反之,若处理不当,则会导致消毒失败。为此,在工作中必须加以注意。影响消毒效果的主要因素有以下几项。

一、处理剂量

影响消毒处理剂量有两个因素:一是强度,二是时间。强度,在热力消毒中是指温度,在紫外线消毒中是指照射强度,在电离辐射消毒中是指剂量率,在化学消毒中是指药物浓度。时间,是指所使用处理方法对微生物作用的时间。一般来说,强度越高,微生物越容易死亡;时间越长,杀灭微生物的概率也越大。

强度与时间是互相存在关联的,这种关系可用速度常数或浓度系数来表示。强度的减弱可用延长时间来补偿,但是当强度降到一定程度后,即使延长时间也不起杀灭作用了。例如,热力消毒对于细菌繁殖体,使用的最低限度一般为56~60℃,温度再低作用就会迟缓,失去使用意义,到40℃左右完全失去杀灭作用。又如消毒药物浓度降低至一定程度后,可能只有抑制作用或完全失去抗菌作用,即使延长时间亦不能达到杀灭微生物的目的。同样,微生物的死亡和起到消毒作用都需要一定时间,都不是瞬间能完成的。所以,时间的缩短也有一个极限,例如,目前使用的压力蒸汽灭菌方法,一般需要15min以上(121℃),最快的处理亦不能少于4min(预真空压力蒸汽灭菌器,132℃)。化学消毒时间长的需要数小时以上(甲醛或环氧乙烷熏蒸),短的也要数分钟。

消毒处理的剂量是杀灭微生物所需的基本条件,在实际消毒中,必须明确处理所需的强度与时间,并在操作中充分保证,否则很难达到预期效果。

二、微生物污染程度

微生物污染程度越严重,消毒就越困难,原因是:①需要的作用时间延长;②消耗的药物或能量增加;③微生物彼此重叠,加强了机械保护作用;④耐力强的个体随之增多。例如,甲醛(8%)、异丙醇(67%)与六氯酚(0.5%)混合消毒液浸泡染有枯草杆菌芽孢的刀片时,当每片刀片染有 100 000 个芽孢时需作用 3h,染有 1000 个芽孢时需作用 2h,染有 10 个芽孢时只需要 30min。

对于污染严重的对象,消毒处理的剂量也要相应加大,在实际消毒工作中,规定的剂量一般都能使污染比较严重的物品(每毫升洗液含菌量在 100 000 个左右)达到消毒要求,并还留有一定的安全系数。除非污染特别严重,否则按规定的剂量处理即可。

三、温度

除热力消毒完全依靠温度作用来杀灭微生物外,其他各种消毒方法亦受温度变化的影响。一般来说,无论在物理消毒或化学消毒中,温度越高效果越好,但也有少数例外。如电离辐射灭菌中,较高温度有时可加强细菌芽孢的耐受力,但超过 80℃后耐受会再次减弱。臭氧消毒对无色杆菌所需剂量在 20℃时反而比 0℃时多 1 倍;对于真菌则要多 100 倍左右。

温度变化对消毒效果影响的程度,随使用方法、药物及微生物种类不同而异,一般可用温度系数表示。在某些情况下,消毒处理本身就需要一定温度才可以实现,因此当温度降到极限以下时,即无法进行处理,例如,环氧乙烷气体熏蒸,低于 10.7℃时药物本身即不能挥发成气体。紫外线照射,灯管本身输出的强度亦随温度降低而减弱。有的灯管在 4℃时输出的强度只有 27℃时的 20%~35%。

四、湿度

空气的相对湿度对熏蒸消毒影响比较显著。使用环氧乙烷或甲醛消毒都有一个最适的相对湿度,过高、过低都会降低杀灭微生物的效果。直接喷洒消毒剂干粉处理地面时,需要有较高的相对湿度使药物潮解才能充分发挥作用;而紫外线照射,若相对湿度增高,影响其穿透,反而不利于消毒处理。

五、酸碱度

酸碱度的变化可严重影响消毒剂的作用。例如,季铵盐类化合物在碱性溶液中作用较大,pH 值为 3 时杀灭微生物所需剂量较 pH 值为 8 时大 10 倍左右;酚类则在酸性溶液中效果较好,三氯苯酚 pH 值为 6 时,对伤寒杆菌的石炭酸系数为 10,而在 pH 值为 10 时则降为 1。又如 2%戊二醛水溶液作用于细菌芽孢,当 pH 值由 3 提高为 8 时,杀灭作用逐步增强。但是次氯酸盐溶液,当 pH 值由 3 升至 8 时,杀菌作用反被削弱。

此外,pH 值降低(<5)后,可削弱微生物对热的耐受力。因此,对 pH 值偏向酸性的食品(如酸菜、水果),热力灭菌所需温度较碱性食品(肉类)要低。

六、化学拮抗物质

自然情况下,微生物与很多物质混在一起,这些物质往往会影响消毒处理的效果。例如,蛋白质、油脂类有机物包围在微生物外面,可妨碍各种消毒因素的穿透。在化学消毒中,有机物本身更可通过化学反应消耗一部分消毒剂。受有机物影响较大的有次氨酸盐、季铵盐类消毒剂、乙醇等。当条件允许时,将污染物品清洗后进行消毒灭菌,效果更好。

对于化学方法消毒,还有其他拮抗物质,例如季铵盐类消毒剂的作用可被肥皂或阴离子洗涤剂中和,次氯酚盐的作用可被硫代硫酸盐中和,过氧乙酸的作用可被还原剂中和。在消毒处理中这些现象都应避免发生。

七、穿透条件

物品被消毒时,消毒因素必须接触微生物本身才能起杀灭作用。不同因素的穿透能力不同。例如,干热的穿透能力比湿热的穿透能力差,甲醛蒸汽穿透能力比环氧乙烷差。电离辐射可穿透多种物质而作用于隐藏于物品深处的微生物,而紫外线只能作用于物体表面或浅层液体中的微生物。消毒中所需的穿透时间,往往比杀灭微生物时所需的时间要长得多,最长的可达十几小时至数十小时。例如,用环氧乙烷消毒大量成捆的皮毛。

消毒时,除要保证有足够的穿透时间外,还需要为消毒作用的穿透创造条件。

例如,热力消毒时,物品不宜包扎太大、太紧;甲醛熏蒸时,应将衣物散开挂起;化学消毒粪便、痰液时,应将药物与其搅拌均匀等。

八、表面张力

消毒液表面张力的降低有利于药物接触微生物而促进杀灭作用的进行。为增强消毒效果,一方面,可选用表面张力低的溶剂配制消毒液,如用乙醇配制的碘酊就比用水配制的碘液表面张力低;另一方面,可在消毒液中加入表面活性剂以降低溶液的表面张力,如含氯消毒剂中加入少许表面活性剂,氯代二甲苯酚溶液中加入少许饱和脂肪酸肥皂,杀灭作用可有所提高。在加入表面活性剂时应注意选择,防止与消毒剂本身产生拮抗作用。此外,温度越高越具有降低药液表面张力的作用。

参考文献

[1] 张文福.医学消毒学[M].北京:军事医学科学出版社,2002.

[2] 消毒技术规范(2002年版)[S].北京:中华人民共和国卫生部,2002.

[3] 张颖.常见传染病感染防制[M].天津:天津科技翻译出版有限公司,2013.

[4] 班海群.医院消毒监测技术指南[M].郑州:郑州大学出版社,2017.

[5] GB19193—2015.疫源地消毒总则[S].中华人民共和国国家质量监督检验检疫总局,2015.

第三章　常用消毒剂

第一节　含氯消毒剂和含溴消毒剂

一、含氯消毒剂

(一)简介

1.概述

含氯消毒剂通常是指溶于水中能产生次氯酸的一类消毒剂。含氯消毒剂分为无机类和有机类。无机类常见的有漂白粉、次氯酸钙(漂粉精)、84消毒液(次氯酸钠)等。有机类常见的有二氯异氰尿酸钠(优氯净)、三氯异氰尿酸(强氯精)等。无机类以次氯酸盐为主,杀菌作用较快,但性质不稳定;有机类以氯为主,性质稳定,但杀菌作用较慢。有效氯能反映含氯消毒剂氧化能力的大小,有效氯越高,消毒剂消毒能力越强;反之,消毒能力越弱。

2.含氯消毒剂特点

优点:杀菌范围广,作用迅速,性能稳定,水溶性好,使用方便,货源丰富,价格较低,高效方便等。

缺点:有效氯容易丢失。氯味大,刺激性强(易引起使用者流泪、结膜充血、咳嗽,并刺激皮肤和黏膜),金属腐蚀性强(如持物钳浸泡生锈、器械预处理浸泡生锈、消毒衣物引起洗衣机腐蚀),有漂白作用。

(二)理化性状

1.漂白粉

漂白粉是一种混合物,主要成分是次氯酸钙,还有氢氧化钙、氯化钙、氧化钙。漂白粉为白色颗粒状粉末,有氯臭,溶于水,在光照、热、潮湿环境中极易分解。漂白粉含有效氯 25% 左右。

(1)杀菌能力

革兰阳性和革兰阴性细菌对含氯消毒剂均高度敏感;真菌和抗酸杆菌中度敏感;高浓度时,亲脂、亲水病毒及芽孢亦敏感。

(2)影响因素

● 酸碱度:溶液 pH 值越高,杀菌作用越弱。pH 值升至 8 以上,可失去杀菌活性。

● 有机物:可消耗有效氯,明显影响含氯消毒剂的杀菌作用,尤其是在消毒液浓度较低时,这种影响更为明显。

● 温度:每升高 10℃,杀菌时间可缩短 50%~60%。

(3)剂型和使用方法

使用漂白粉前应测定有效氯的含量。有效氯含量用%(W/W)表示。用漂白粉配制水溶液时应先加少量水,调成糊状,然后边加水边搅拌成乳液状,静置沉淀,取澄清液。漂白粉的干粉可用于铺垫墓葬、地面及人、畜排泄物的消毒,其水溶液可用于餐(饮)具消毒、饮水消毒、污水处理、粪便处理、用具擦拭消毒等。

(4)注意事项

应测定有效氯含量,按测定浓度用药。要注意漂白粉对织物的漂白作用和对各类物品(如金属制品)的腐蚀作用,在操作时应做好个人防护。漂白粉应保存在密闭容器内,放在阴凉、干燥、通风处。

2.次氯酸钙(漂粉精)

其化学式为 $Ca(ClO)_2$。其为白色粉末,比漂白粉易溶于水且稳定,含杂质少,受潮易分解。有效氯含量为 80%~85%。其影响因素、使用方法和注意事项与漂白粉相同。

3.84 消毒液

84 消毒液是一种高效消毒剂,主要成分为次氯酸钠($NaClO$)。其为无色或淡黄色液体,且具有刺激性气味,有效氯含量为 5.5%~6.5%。广泛应用于宾馆、旅游、医院、食品加工行业、家庭等的卫生消毒。

(1)特点

● 优点:杀菌广泛、快速,使用方便,无毒性,价格低廉。

● 缺点:不稳定,遇光和热会分解,因此,避光密封保存有利于其稳定性。对棉布和纸张有漂白作用,对金属表现出腐蚀作用,浓度高时对皮肤有刺激作用。

(2)使用方法

● 一般物体表面:使用 84 原液,配制有效氯为 500mg/L 的消毒液。消毒时间:30min。消毒方法:擦拭、喷洒、拖洗,消毒后用清水洗净。

● 白色织物:使用 84 原液,配制有效氯为 500mg/L 的消毒液。消毒时间:30min。消毒方法:浸泡消毒后用清水洗净。

● 医院污染物品:使用 84 原液,配制有效氯为 500mg/L 的消毒液。消毒时间:60min。消毒方法:浸泡、喷洒消毒后用清水洗净。

● 消毒餐(饮)具:用原液按照 1:9 的比例兑水,将需要消毒的器具置于稀释好的液体中浸泡 20min。

● 瓜果、蔬菜:用原液按照 1:29 的比例兑水,将需要消毒的瓜果、蔬菜置于稀释好的液体中浸泡 20min 后用清水洗净(一般不推荐使用,瓜果、蔬菜的消毒用果蔬净就可以了,或者多用流水冲洗几次)。

● 一般物体表面(厕所、马桶、地面等)和公共场所环境(下水管道、沟渠、垃圾桶等):用原液按照 1:29 的比例兑水,浸泡 20min 或抹布、拖把擦洗,或用塑料壶喷洒。

4.二氯异氰尿酸钠(优氯净)

二氯异氰尿酸钠的化学式为 $C_3Cl_2N_3NaO_3$。其为白色晶粉,含有效氯 60% 左右,性质稳定,即使贮存于高温、高湿的条件下,有效氯也极少丢失。水溶液的稳定性较差,在 20℃下,3 天丢失有效氯 5%~7%,7 天丢失 20%。当温度升至 30℃时,7 天可丢失 50%。

(1)杀菌能力

二氯异氰尿酸钠杀菌谱广,对细菌繁殖体、病毒、真菌孢子及细菌芽孢都有较强的杀灭作用。

(2)影响因素

● 温度:温度低时可降低二氯异氰尿酸钠的杀菌作用。

● 酸碱度:酸性条件下的杀菌作用要比碱性条件下强。

● 有机物:可降低二氯异氰尿酸钠的杀菌能力。

（3）剂型和使用方法

与漂白粉用法相同,水溶液可用于喷洒、浸泡、擦拭消毒,干粉可用于人、畜排泄物和地面的消毒。

（4）注意事项

使用时应注意其腐蚀和漂白作用。操作时应做好个人防护。应保存在密闭容器内,放在阴凉、干燥、通风处。

5.三氯异氰尿酸（强氯精）

三氯异氰尿酸（TCCA）属于氯代异氰尿酸类化合物,是较重要的漂白剂、氯化剂和消毒剂。它与传统氯化剂（如液氯、漂白粉、漂粉精）相比,具有有效氯含量高、贮运稳定、使用方便、杀菌和漂白力高、在水中释放有效氯时间长、安全无毒等特点,因此它的开发与研究受到各国的重视。三氯异氰尿酸应用广泛,可以作为工业用水、游泳池水、医院、餐具等的杀菌剂,开发利用前景广阔。目前三氯异氰尿酸已广泛应用于工业循环水的消毒,但对其应用时所表现出来的特性还未进行过深入系统的研究。其为有机化合物,白色结晶性粉末或粒状固体,具有强烈的氯气刺激味。三氯异氰尿酸是一种极强的氧化剂和氯化剂, 与铵盐、氨、尿素混合生成易爆的三氯化氮,遇潮、受热会释放出三氯化氮,遇有机物易燃。三氯异氰尿酸对不锈钢几乎无腐蚀作用,对黄铜的腐蚀比碳钢的腐蚀要强烈。

（1）理化性质

• 有效氯含量:（优等品）≥90.0%;（合格品）≥88.0%。

• 外观:白色结晶粉剂、粒剂、块剂。

• 性状:有刺激性气味。

• 比重:0.95（轻质）/1.20（重质）。

• pH 值（1%水溶液）:2.6~3.2。

• 溶解度（25℃水）:1.2g/100g。

• 溶解度（30℃丙酮）:36g/100g。

三氯异氰尿酸是氯代异氰尿酸系列产品之一,纯品为粉末状白色结晶,微溶于水,易溶于有机溶剂;活性氯含量比漂白粉高 2~3 倍。三氯异氰尿酸是漂白粉、漂白精的更新换代产品,在很多国家有替代漂白精的趋势。

（2）使用方法

● 饮用水消毒：每 100kg 水加入 0.4g 三氯异氰尿酸，搅匀静置一段时间。

● 游泳池水消毒：游泳池内每立方米每天投入 3~5g 三氯异氰尿酸。

● 工业循环冷却水的处理：每立方米水加 0.5g 三氯异氰尿酸，冷却水中游离氯浓度一般控制为 0.25~0.5mg/L，pH 值以 7~8 为宜。

（3）其他

● 餐（饮）具消毒。每 5kg 水加入 0.25g 三氯异氰尿酸，将已洗净的餐（饮）具浸泡 5min 后用清水冲洗干净。

● 污水、粪便处理。投药按每立方米污水或粪便加入 5g 三氯异氰尿酸，即可消除臭味。

● 用于医院污水、尿布、便具、药碗及器械的消毒。与常用的新洁尔灭、苯酚、氯己定、氯胺 T 相比，针对同一消毒对象，三氯异氰尿酸的用量仅为上述常规消毒剂的 1/100~1/10，而且杀菌速度快、效果好。

用于家庭及公共场所垃圾污物的消毒除臭。配方：三氯异氰尿酸 25%，去污粉 25%~65%，对二氯苯 10%~15%。适合于便具、垃圾及阴井水沟的消毒和除臭。

二、含溴消毒剂

（一）简介

含溴消毒剂溶于水后，能水解生成次溴酸，并发挥杀菌作用，可杀灭各种微生物，包括细菌繁殖体、芽孢、真菌和病毒。其属于高效、广谱消毒剂。其产品有二溴二甲基乙内酰脲（二溴海因）。

有效溴：含有与含溴消毒剂氧化能力相当的溴量，其含量或浓度用 mg/L 或%表示，是衡量含溴消毒剂氧化能力的标志。

（二）理化性状

1.二溴海因

二溴海因的化学名为二溴二甲基乙内酰脲，是一种释放有效溴的消毒剂。国产的二溴海因消毒剂中的有效溴含量为 50%。其易溶于水，在使用时可以用去离子水配成所需浓度的消毒液。

（1）杀菌能力

其能杀灭各种微生物，包括细菌繁殖体、病毒、真菌、分枝杆菌和芽孢。

（2）影响因素

● 二溴海因较不稳定，应用液应在使用时配制，并注意有效期。在浸泡消毒时宜密封加盖。

● 对金属有一定的腐蚀作用，必要时可添加少量防腐剂。

● 有机物对二溴海因杀菌作用有一定影响，一些金属离子可影响消毒效果。

● 用于果蔬消毒和餐（饮）具消毒时，在完成消毒后应用清水冲洗干净。

（3）应用

适用于医疗器械、餐（饮）具、饮用水及各种物体的表面消毒。常用消毒方法有浸泡、擦拭、喷洒等。对细菌繁殖体污染的物品进行消毒时，剂量为100mg/L，作用时间为30min；对肝炎病毒和结核杆菌污染物品进行消毒时，剂量为500mg/L，作用时间为30min；对细菌芽孢污染物品进行消毒时，剂量为1000mg/L，作用时间为30min；用于饮用水消毒时，剂量为5mg/L，作用时间为5min。

（4）储运特性

低温，通风，干燥。与食品原料分开存放。

（5）注意事项

● 二溴海因在75℃热稳定性试验中未出现任何燃烧和爆炸的现象，属于稳定可以运输的物质；其分解热低于500J/g，放热起始温度低于500℃，不具有爆炸危险性，不属于爆炸品；但因其放热温度较低，在储运过程中应注意通风，避免热积累。

● 二溴海因氧化能力较强，在储运过程中，应与还原剂、易燃物质分开贮存或者装载。

● 二溴海因对皮肤具有刺激性。在操作过程中，接触人员应穿橡胶耐酸碱衣服，戴橡胶耐酸碱手套，如需接触大量的二溴海因，最好佩戴防毒面具，避免吸入。

（6）现状及趋势

二溴海因是一种重要的化工产品，广泛应用于化工、医药、农业等行业，具有稳定性好、含溴量高、反应活性高等特点。在农业中，二溴海因主要用于池塘消毒、预防水体消毒、疾病治疗等方面。此外,目前已有将二溴海因作为高效低毒消毒剂与硬脂酸单甘酯及吐温 80 复配,涂于脐橙表面以保鲜,已取得良好效果,预计该保鲜剂也可用于其他水果和蔬菜的贮存。

第二节　过氧化物类消毒剂、环氧乙烷消毒剂和醇类消毒剂

一、过氧化物类消毒剂

(一)简介

过氧化物类消毒剂是指一类化学分子结构中含有二价基"–O–O–"的强氧化剂,属于高效消毒剂,可以杀灭细菌、真菌、芽孢、病毒等所有微生物。具有广谱、高效、速效、无毒、对金属及织物有腐蚀性、受有机物影响很大、稳定性差等特点。其主要有过氧乙酸、过氧化氢、环氧乙烷、二氧化氯、臭氧等消毒剂。最常见的为过氧乙酸和过氧化氢消毒剂,其中过氧乙酸消毒剂杀菌能力最强,过氧化氢消毒剂次之。过氧化物类消毒剂适用于一般物体表面的消毒,餐(饮)具和设备、空气消毒,皮肤伤口冲洗消毒,耐腐蚀的医疗器械消毒等。

(二)理化性状

过氧化物类消毒剂一般为无色或浅黄色液体,不分层,无沉淀。

1.过氧乙酸

过氧乙酸,又名过醋酸,化学式为 $C_2H_4O_3(CH_3COOOH)$。过氧乙酸的化学结构式由两部分组成:乙酰基和过氧基。因此过氧乙酸既具有酸的性质,又具有过氧化物的性质。

过氧乙酸消毒剂为无色透明、有刺激性气味的液体,具有酸的通性,分解后产生氧气和水,无残留毒性。过氧乙酸作为一种酸性强氧化剂,对金属、软木和橡胶等具有腐蚀性;对织物、纸张等纤维具有漂白作用,其腐蚀性和漂白作用随着浓度的升高而增强。

过氧乙酸消毒液性质不稳定,在贮存过程中会自然分解,分解速度受温度、浓度、剂型等因素影响。过氧乙酸在高浓度和高温度条件下可急剧分解而发生爆

炸,因此应放在塑料容器内密闭,置阴凉处保存,严禁置于太阳下暴晒,并避免剧烈晃动,以防爆炸。

目前医疗上常用的过氧乙酸消毒剂有以下两种剂型。

(1)过氧乙酸水溶液

过氧乙酸水溶液为双元包装,即配制过氧乙酸并制成 A 液、B 液分别包装,其中 A 液为经过处理的冰醋酸,B 液是按比例配置好的过氧化氢溶液。在临用前按照使用说明将 A 液、B 液按一定比例混合,静置 24~48h,待过氧乙酸浓度达到 150~200g/L 时才能使用。混合后过氧乙酸溶液的有效使用期一般不超过 2 周。

(2)固体过氧乙酸

固体过氧乙酸为双元包装,即一种为可以溶于水的含乙酰基的固态有机化合物;另一种为可以溶于水的含过氧基的固态化合物,平时单独存放,使用时按比例溶于水,两种化合物发生化学反应生成过氧乙酸。如 30%的乙酰水杨酸和 30%的一水过硼酸钠,制成固体过氧乙酸,并加入 40%的抗腐蚀缓冲剂。在使用时,将其用水溶解,并加入防腐蚀缓冲剂,稀释成所需要浓度的过氧乙酸。再如四乙酰乙二胺和过碳酸钠,制成固体过氧乙酸,使用时溶于水后得到无色透明的过氧乙酸。固体过氧乙酸进一步解决了过氧乙酸的不稳定性和腐蚀性问题。

2.过氧化氢

过氧化氢俗称双氧水,为无色透明的有刺激性气味的液体,化学式为 H_2O_2,具有弱酸性。过氧化氢在一般情况下会缓慢分解成水和氧气,无残留毒性。过氧化氢作为一种酸性强氧化剂,对金属、软木、橡胶等具有腐蚀性,对织物、纸张等纤维具有漂白作用,其腐蚀性和漂白作用随浓度升高而增强。

纯的过氧化氢为淡蓝色的黏稠液体,稳定性好,在无杂质污染、贮存条件良好的情况下可以长期保存。过氧化氢加热到 153℃时会发生爆炸性分解,有微量杂质存在也会导致剧烈分解而放出氧和热量。高浓度的过氧化氢能使许多有机溶剂发生燃烧,并与二氧化锰相互反应而爆炸。过氧化氢应放在塑料容器内密闭,置阴凉处保存,严禁放在太阳下暴晒,并避免受到污染和剧烈晃动。

过氧化氢消毒剂有单方和复方两种剂型。过氧化氢原液含量一般为 30%~50%。市售单方过氧化氢消毒剂有效含量为 0.5%~20%不等。复方过氧化氢消毒剂是由过氧化氢和增效剂、稳定剂复配而成的液体消毒剂,有效成分为 8%~10%,

pH 值为 2.0~3.5,其稳定性和杀菌作用都有相应的提高,而表面张力相应降低,是一种优良消毒剂。产品一般为无色透明、无沉淀物和无刺激性气味的液体。

(三)杀菌机制

1.过氧乙酸

(1)过氧乙酸对微生物的杀菌机制

过氧乙酸液体和气体对各种微生物均有强大的杀灭作用,不仅可以杀灭细菌繁殖体、真菌、病毒和分枝杆菌,而且可以杀灭细菌芽孢。

●过氧乙酸消毒液对微生物的杀菌机制:杀灭细菌繁殖体的浓度为 100~1000mg/L,作用时间为 10min;针对结核杆菌选用浓度为 5000mg/L,作用时间为 5min;针对细菌芽孢选用浓度为 5000mg/L,作用时间为 10min;针对病毒选用浓度为 400mg/L,作用时间延长至 45min;针对乙型肝炎病毒选用浓度为 5000mg/L,作用 5min 即可破坏 HBsAg。

●过氧乙酸气雾的杀菌作用:用喷雾器将过氧乙酸变为气溶胶或通过加热蒸发产生气体,均有较好的杀菌效果。过氧乙酸气溶胶 1mg/L,在 25℃下作用20min,可杀灭细菌芽孢。过氧乙酸蒸汽消毒常用量为 1mg/L,在 15℃、相对湿度为 80%时,作用 30min 可杀灭大肠杆菌、铜绿假单孢菌、枯草杆菌黑色芽孢变种等。

(2)过氧乙酸杀灭微生物的杀菌机制

过氧乙酸以其强大的氧化作用,先破坏芽孢的通透性屏障,进而破坏和溶解芽孢核心,使 DNA、RNA、蛋白质等物质破坏漏出,进而杀灭芽孢。其强大的杀菌作用是由于酸和氧的双重作用,其中活性氧的作用更为重要。

2.过氧化氢

(1)过氧化氢对微生物的杀菌机制

●单方过氧化氢消毒剂:0.025%的过氧化氢可抑制细菌生长;0.1%的过氧化氢对细菌繁殖体有杀灭作用;3%的过氧化氢可杀灭结核分枝杆菌和真菌,也可杀灭病毒;当过氧化氢浓度达到 6%时可杀灭细菌芽孢。

●复方过氧化氢消毒剂:可有效杀灭各种细菌繁殖体、真菌、结核杆菌、细菌芽孢及各种病毒。

(2)过氧化氢杀灭微生物的机制

过氧化氢可直接氧化细胞的外层结构,使细胞的通透性屏障遭到破坏,而细菌的通透性屏障是维持正常结构和进行生理代谢的重要组织结构，结果使细菌体内外物质平衡受到破坏导致细菌死亡。如用 H_2O_2 处理白色念珠菌，在电子显微镜下观察到细菌的细胞壁和细胞膜均受到破坏。

过氧化氢分解产生的羟基、活性氧等自由基团，可直接与微生物蛋白质和核酸发生反应，使物质结构遭到破坏导致细菌死亡。过氧化氢的分解产物可使细菌酶系统受到抑制，并可与酶蛋白中的氨基酸相互作用。另外，过氧化氢可进入细胞内作用于 DNA 链中的磷酸二酯键，并使其断裂，这些作用都会导致微生物的死亡。

复方过氧化氢消毒剂中的银离子与 H_2O_2 共同作用于细菌，使细菌的完整性遭到破坏，也使原生质遭到破坏，且对细胞内的蛋白质有凝固作用，从而加速细菌死亡。银离子的存在不仅可促进 H_2O_2 分解产生自由基并加速微生物死亡，而且使得杀菌的持续性延长。

(四)影响消毒效果的因素

1.过氧乙酸

影响过氧乙酸消毒效果的因素有浓度、温度、作用时间、相对湿度和有机物。用其气体消毒时受环境的相对湿度等因素的影响，醇类对过氧乙酸消毒有增效作用。

(1)浓度

在 20℃时，过氧乙酸杀灭大肠杆菌、金黄色葡萄球菌、细菌芽孢的浓度系数（n）为 1.0~2.3，平均为 1.4，若浓度减半，则消毒时间需要增加 2~5 倍。

(2)温度

过氧乙酸液体和气体的杀菌作用均随温度的升高而增强，但在低温下也有一定的杀菌作用。在较低温度下的杀菌作用明显降低。

(3)作用时间

无论何种浓度的过氧乙酸，都是作用时间越长杀菌效果越好。

(4)相对湿度

过氧乙酸气体消毒效果受消毒环境相对湿度的影响较大，在消毒过程中，相对湿度以 60%~80% 为宜。

（5）有机物

过氧乙酸杀灭被有机物保护的细菌比杀灭单纯的表面细菌要困难得多。在灭活细菌繁殖体方面作用时间相差 4~15 倍,在杀灭活细菌芽孢方面作用时间相差2~3 倍，在被 20%的明胶及 10%的乳糖保护的细菌的杀灭作用方面相差 2.7~10 倍。有机物对过氧乙酸气体的杀灭作用有明显的影响。

（6）醇类

过氧乙酸用醇类稀释比用水稀释的杀菌效果强。可用乙醇、正丙醇、甲醇等作为稀释剂。若消毒液中含 20%~70%的醇类,则消毒效果可提高 1~4 倍。

2.过氧化氢

过氧化氢消毒剂的消毒效果受浓度、温度、作用时间、相对湿度、有机物等因素的影响。

（1）浓度

一般来说,过氧化氢浓度越高杀菌效果越强。杀灭伤寒杆菌的稀释系数为0.5,杀灭枯草杆菌黑色变种芽孢的稀释系数为 0.7~0.9。

（2）温度

过氧化氢的杀菌效果随温度的升高而增强,温度升高 1℃,消毒速度加快0.5~3 倍。用 10%的过氧化氢溶液杀灭枯草杆菌黑色变种芽孢,温度升高 10℃,杀菌效果加快 2.43 倍。

（3）作用时间

无论何种浓度的过氧化氢,都是作用时间越长杀菌效果越好。

（4）相对湿度

用过氧化氢气体消毒时,消毒效果受环境相对湿度的影响较大,相对湿度很低或者很高均对消毒效果有不利影响,环境相对湿度以 60%~80%为适宜。

（5）有机物

在试验菌悬液中含有 5%、10%的小牛血清对杀灭枯草芽孢的效果基本无影响,当小牛血清达到 25%时,会轻微影响杀灭效果。

(五)实际应用

1.过氧乙酸

(1)使用范围

在传染病消毒中,过氧乙酸主要用于环境表面、物品、卫生洁具、餐(饮)具、室内空气等的消毒。

(2)使用方法

● 浸泡法:凡能够浸泡的物品均可用过氧乙酸浸泡法消毒,如茶具、餐(饮)具、玩具、卫生洁具、玻璃器皿、衣服、毛巾、水果、蛋类、蔬菜、肉类等。浸泡用的过氧乙酸消毒液浓度一般为 400~2000mg/L,浸泡时间可根据杀灭微生物的种类、使用浓度、温度等参数来确定。

● 擦拭法:对环境表面和大件物品的表面,可采用擦拭法消毒。常用消毒液的浓度为 400~1000mg/L。

● 喷雾法:用喷雾器将过氧乙酸消毒液喷成气溶胶,不仅可杀灭空气中的微生物,而且对表面也有良好的消毒效果。通常使用 400~4000mg/L 的过氧乙酸水溶液喷雾。消毒时环境的相对湿度应为 60%~80%,药物用量为 0.75~1g/m³,作用时间为 1~2h。

● 熏蒸法:将过氧乙酸稀释至 30 000~50 000mg/L,放置于蒸发皿或搪瓷盘内,加热蒸发,用量按 1g/m³ 计算,密闭 1~2h,相对湿度应>60%。

(3)不同消毒对象的消毒方法

● 衣服、被褥等织物消毒:用 200mg/L 过氧乙酸浸泡 1h,然后用清水漂洗。针对肝炎病毒消毒时用 400mg/L 的过氧乙酸浸泡 2h,然后漂洗。也可用 1000mg/L 的过氧乙酸喷雾消毒。

● 房间消毒:可用过氧乙酸熏蒸法或喷雾法消毒。喷雾法采用含有清香剂的 400mg/L(对一般细菌)或 1000mg/L(对肝炎病毒)的过氧乙酸溶液,对墙壁、门窗、地板喷洒消毒,然后关闭门窗,作用时间为 1h。熏蒸法是将 20 000~50 000mg/L 的过氧乙酸放置搪瓷盘内加热蒸发,密闭 1h,过氧乙酸用量为 1.0g/m³。在病房中喷洒 10 000g/L 的过氧乙酸,用量为 5mL/m³,作用时间为 15min。

● 餐(饮)具消毒:清洗过的餐(饮)具用 1000mg/L 的过氧乙酸溶液浸泡 2min,然后冲洗。未洗过的餐(饮)具用 1000mg/L 的过氧乙酸浸泡 3min 以上,并冲洗干净。

●便器消毒:用 400mg/L 的过氧乙酸擦拭,然后用水冲洗,或用 400mg/L 的过氧乙酸浸泡 1h。针对肝炎病毒消毒时,可用 1000mg/L 的过氧乙酸浸泡 1~2h进行消毒。

2.过氧化氢

(1)使用范围

在日常消毒中,过氧化氢可用于预防性消毒和疫源地消毒。包括物体表面、餐(饮)具、果蔬、患者衣服及用品、手术前皮肤黏膜及器械、浴盆及卫生间用品和手的消毒等。

(2)使用方法

●浸泡法:将清洗、晾干的待消毒物品浸泡于装有浓度为 3% 的过氧化氢的容器中,加盖浸泡 30min。

●擦拭法:对大件物品或其他不能用浸泡法消毒的物品用擦拭法消毒。所有药物浓度和作用时间参见浸泡法。

●其他方法:用 1%~1.5% 过氧化氢漱口,用浓度为 3% 的过氧化氢冲洗伤口。

(3)不同消毒对象的消毒方法

●物体表面消毒:对各类物体表面消毒时,用浓度为 3% 的过氧化氢溶液进行浸泡或喷洒消毒,作用 30min 后要将残留消毒剂用清水冲洗干净。

●餐(饮)具消毒:对餐(饮)具进行消毒时,先对其表面的残渣进行清理和清洗,然后用浓度为 0.5%~1.0% 的过氧化氢溶液浸泡消毒 30min,消毒后将残留消毒剂用清水冲洗干净。

●果蔬消毒:先将果蔬清洗干净,然后用浓度为 0.25%~0.5% 的过氧化氢溶液浸泡或擦洗,作用 10~15min 后将残留消毒剂用清水冲洗干净。

●患者衣服等日用品消毒:用浓度为 0.25%~0.5% 的过氧化氢溶液浸泡消毒,作用 10~20min 后用清水洗净。

●手术器械消毒:将医疗器械清洗后放入浓度为 1% 的过氧化氢溶液中浸泡,使其完全淹没,容器加盖浸泡 2min,使用前用无菌水冲洗干净。

●空气消毒:用浓度为 3% 的过氧化氢对空间进行气溶胶喷雾消毒,用量为 10~30mL/m³,作用 30~60min 后开窗通风。也可在无人和密闭环境中,采用加热的方式产生过氧化氢气溶胶,用于室内空气和污染物品表面的消毒。

● 口腔黏膜等消毒:浓度为2%~3%的过氧化氢溶液经常会作为冲洗药物而应用于口腔医学,例如口腔内科的根管治疗术,在扩大根管时,过氧化氢溶液经常与生理盐水(0.9%的氯化钠溶液)一起交替使用。过氧化氢溶液是冠周冲洗的必备药物之一。

(六)注意事项

● 过氧化物不稳定,应贮存于通风阴凉处,用前应测定有效含量。

● 稀释液不稳定,临用前配制。

● 配制溶液时,忌与还原剂、碱、碘化物、高锰酸钾等强氧化剂混合。

● 过氧化物对金属有腐蚀性,对织物有漂白作用。金属制品与织物经浸泡消毒后,及时用清水冲洗干净。

● 使用浓溶液时,谨防溅入眼内或皮肤黏膜上,一旦溅入要及时用清水冲洗。

● 消毒被血液、脓液等污染的物品时,需要适当延长作用时间。

二、环氧乙烷消毒剂

(一)理化性状

环氧乙烷(EO),又名氧化乙烯,化学式C_2H_4O,结构式为$-CH_2-CH_2-O-$。EO属于小分子且具有不稳定的三元环结构,使它有很强的化学活泼性和穿透性。在4℃时比重为0.884,沸点为10.8℃,因此EO在常温常压下是气态,比空气重,密度为$1.52g/cm^3$,挥发时具有芳香的醚味,可闻到的气味阈值为500~700ppm。当温度低于10.8℃时,EO为无色透明液体,可与任何比例的水混溶,也可溶于常用的有机溶剂或油脂。EO易燃易爆,在空气中浓度超过3%时遇明火即可燃烧爆炸,故EO应保存在特制的安瓿瓶或耐压金属罐中。EO穿透性很强,可以穿透微孔,达到物品内部相应的深度,从而大大提高灭菌效果。目前大多数无菌医疗器械生产企业普遍采用环氧乙烷灭菌。

(二)灭菌机制

EO是一种广谱低温的灭菌剂,可在常温下杀灭各种微生物,包括芽孢、结核杆菌、细菌、病毒、真菌等。其气体和液体均有较强杀灭微生物的作用,气体杀灭作用更强,故多用其气体。目前认为,环氧乙烷能杀灭微生物是由于它能与微生物的蛋白质、DNA 和 RNA 发生非特异性烷基化。以蛋白质为例,蛋白质上的羧基、氨基、硫氢基和羟基被烷基化,使蛋白质正常的生化反应和代谢受阻,导致微生物死亡。环氧乙烷经水解转化成乙二醇,乙二醇具有一定的杀菌作用。

(三)影响环氧乙烷灭菌效果的主要因素

影响环氧乙烷灭菌效果的主要因素包括温度、压力、相对湿度、浓度、作用时间等。

1.温度

在密闭空间内,温度升高可使气体分子活动加剧,有利于 EO 分子渗透到本来难以到达的部位,从而提高环氧乙烷的灭菌效果。据测算,温度每升高 10℃,芽孢杀灭率提高 1 倍。然而超过一定温度以后,灭菌效率上升不明显,且过高的温度也可能对物品造成损害,因此 EO 灭菌温度通常为 40~60℃。在 EO 作用期间,温度必须保持在设定温度的±3℃范围内。

2.压力

预真空度的大小决定残留空气的多少,而残留空气可直接影响环氧乙烷气体、热量、湿气到达被灭菌物品的内部深度,所以,灭菌过程中在加湿前,真空度对灭菌的效果影响巨大。

3.相对湿度

相对湿度是 EO 灭菌的重要条件,因为水在 EO 灭菌过程中起着非常关键的作用。

● 水是烷基化反应的反应剂,能打开 EO 的环氧基团使其与微生物发生作用,达到灭菌目的。

● 水能够加速 EO 的穿透,提高 EO 的穿透速率。

● 一定的湿度还可缩短被灭菌物品达到所设定温度的时间。

比较理想的相对湿度范围是 40%~80%;如果相对湿度低于 30%,则容易导致灭菌失败。在真空后、加药前,灭菌器内的湿度应控制为 30%~80%。

4.浓度

在一定温度和湿度的条件下,适当提高 EO 浓度可以提高灭菌效率。但 EO 浓度与灭菌效率之间并不存在固定的比例关系。实验表明,EO 浓度达到 500mg/L 后,再继续提高 EO 浓度时,灭菌效率的提高并不明显。通常实际的 EO 浓度一般需要高于理想的 EO 浓度,因为在实际 EO 灭菌过程中,还应考虑 EO 的损失(如

EO 的水解、被灭菌物品对 EO 的吸附等）。

EO 浓度为 300~1000mg/L 是常用的条件,灭菌浓度选择 600mg/L 是比较经济有效的,可以在保证灭菌效果的同时,降低环氧乙烷的消耗并减少在灭菌物品上的残留,节约灭菌成本。

5.作用时间

EO 作用时间是影响灭菌效果的关键因素。因为 EO 灭菌是气体灭菌,而气体灭菌并非快速灭菌,需要经历足够的时间才能达到灭菌效果。EO 的作用时间通过半周期法在进行微生物性能验证时才能被确认,要在除时间外所有其他过程参数不变的情况下,确定无存活菌的 EO 最短有效作用时间（半周期）。灭菌工艺规定的作用时间应至少为半周期的 2 倍。它与温度、湿度、EO 浓度相关联,同时还受被灭菌物品生物负载、包装材料、装载方式等多种因素的影响。

(四)实际应用

环氧乙烷在医学消毒和工业灭菌上用途广泛。常用于食料、纺织物、热不稳定的药品、外科器材等的消毒,如皮革、棉制品、化纤织物、精密仪器、生物制品、纸张、书籍、文件、某些药物、橡皮制品等的消毒。

因环氧乙烷易燃、易爆,在空气中浓度超过 3% 可引起燃烧爆炸。一般使用 CO_2 或卤烷作为稀释剂,以防止燃烧、爆炸,其制剂是 10% 的环氧乙烷与 90% 的 CO_2 或卤烷混合而成。常用的密闭容器消毒方法有固定容器消毒法、消毒袋消毒法和自动控制消毒箱消毒法。上述方法都要保证灭菌的可靠性和可重复性,而且工作条件对操作人员必须没有明显的危害性。消毒效果与时间、温度、相对湿度、污染微生物类型和数量及环氧乙烷在消毒容器中的分压有关。

环氧乙烷残留物是经环氧乙烷处理后,残留和吸附在物品中环氧乙烷的量。不同物品的环氧乙烷残留量的要求不同,目前对一次性医疗用品出厂时,环氧乙烷残留量的要求为不大于 $10\mu g/g$,灭菌环境中环氧乙烷的浓度应低于 $2mg/m^3$。

(五)注意事项

环氧乙烷对人和动物的毒性高于四氯化碳和氯仿,与氨气的毒性相似。它对眼、呼吸道有腐蚀性,可导致恶心、呕吐、腹泻、头痛、中枢抑制、呼吸困难、肺水肿等,还可出现对肝、肾的损害和溶血的现象。皮肤过度接触环氧乙烷液体或溶液时,会产生烧灼感,出现水疱、皮炎等,若经皮吸收,则可能出现神经系统反应。环氧乙烷属烷基化剂,有致癌的可能。

环氧乙烷对大多数消毒物品无损害,但可破坏食物中的某些成分,如维生素 B_1、B_2、B_6 和叶酸,消毒后食物中的组氨酸、蛋氨酸、赖氨酸等含量降低。链霉素经环氧乙烷灭菌后效力降低 35%,但对青霉素无灭活作用。因为本品可导致红细胞溶解、补体灭活,破坏凝血酶原,所以不能用作血液灭菌。

三、醇类消毒剂

(一)简介

醇类消毒剂具有悠久的历史,在医疗机构的消毒中占有重要地位,属于中效消毒剂,主要用于皮肤消毒。常用的品种主要有乙醇、丙醇和异丙醇,还不断会有苯氧乙醇、某些植物醇类等更大分子的醇类加入消毒产品行列。由于醇类与其他杀菌因子具有良好的协同作用,近年来复方醇类消毒剂得到迅速发展,应用于皮肤、手消毒等方面。

(二)理化性状

1.乙醇的理化性质

乙醇化学式为 C_2H_5OH,为无色透明液体,易挥发,有辛辣味,易燃烧。其易溶于甘油、氯仿等,能与水以任意比例混合。

2.丙醇的理化性质(异丙醇和正丙醇)

正丙醇和异丙醇的分子式和分子量都相同,只是在结构式中–OH 基的位置不同,因此它们属于同分异构体,在某些化学性质上表现出一定的差别。正丙醇化学式为 C_3H_7OH,为无色透明液体,易挥发,熔点为–127℃,相对密度约为 0.80,沸点为 97.1℃。异丙醇化学式为 C_3H_8O,为无色透明液体,易挥发,有较浓的醇的气味,相对密度约为 0.79,熔点约为–88℃,沸点为 82.45℃。异丙醇和正丙醇均可与水和乙醇混溶。与水能形成共沸物。正丙醇和异丙醇都具有易燃性,其蒸汽与空气形成爆炸性混合物,爆炸极限为体积分数的 2.0%~12%。它属于一种中等爆炸危险物品。异丙醇和正丙醇均能与水、乙醇、乙醚和氯仿混溶,能溶解生物碱、橡胶等多种有机物和某些无机物。常温下可燃烧,其与空气混合易形成混合物。异丙醇容易产生过氧化物,使用前有时需进行鉴定。

(三)杀菌机制

1.乙醇对微生物的杀菌机制

乙醇为中等效果的消毒剂,60%~90%的乙醇可杀灭细菌繁殖体(革兰阳性菌和革兰阴性菌)、分枝杆菌(结核分枝杆菌和非结核分枝杆菌)、酵母菌、真菌、部分病毒。不同微生物对乙醇抵抗力略有不同,革兰阳性菌对其抵抗力略强于革兰阴性菌。乙醇很容易灭活亲脂性病毒和许多亲水性病毒(如腺病毒、肠病毒、鼻病毒和轮状病毒),但不包括甲型肝炎病毒(HAV),对乙型肝炎病毒(HBV)的杀灭效果尚有争论(75%的乙醇可杀灭新型冠状病毒)。杀灭真菌孢子则需要适当延长时间,而对杀灭细菌芽孢无效。

2.丙醇对微生物的杀菌机制

两种丙醇的杀菌效果与乙醇处于同一水平;实验证明,异丙醇对乙型肝炎病毒的灭活效果比乙醇更强,70%的异丙醇 10min 可灭活 HBV、丙型肝炎病毒(HCV)和人类免疫缺陷病毒(HIV),对于干燥在物体表面上的 HIV-1 可在 1min 消除其传染性。异丙醇对非脂质肠道病毒无杀灭作用,但是能完全灭活脂质病毒。

(四)影响因素

● 浓度过高或过低都会影响其消毒效果,无水或浓度过高的乙醇会使菌体细胞迅速脱水,表面蛋白质凝固,并在菌体的表面形成保护膜,阻止乙醇分子进一步渗入;浓度过低(低于 30%)基本已无杀菌作用。

● 有机物对乙醇的杀菌作用影响很大,因为乙醇遇到蛋白质可使其变性凝固从而形成保护层,阻碍乙醇分子渗入菌体,使杀菌作用减弱。

● 温度越高其杀菌作用越强。

(五)实际应用

醇类消毒剂在医院消毒中占有重要地位。醇类消毒剂的杀菌效果属于中等水平,主要用于皮肤消毒。60%~90%的乙醇溶液浸泡或擦拭均可杀灭各种细菌繁殖体,但乙醇溶液以 75%~85%为最佳使用浓度。市场上最常见的制剂是 75%的乙醇溶液,可作为医院及家庭常备消毒药物。由于乙醇具有速干性,现已制成各种含乙醇的手部消毒剂溶液,用于对手部进行快速擦拭消毒;还制成各种湿纸巾用于卫生消毒;医院用碘酊消毒皮肤之后必须用乙醇脱碘,碘酊和乙醇的双消毒仍是临床常用的皮肤消毒方法。但是不宜用于空气消毒及医疗器械的浸泡消毒。

(六)注意事项

● 在用醇类消毒剂进行浸泡处理时,物体不能带有过多的水分,以免醇类消毒剂被稀释,降低消毒效果。

● 在物品消毒前,应尽可能去掉表面黏附的有机物。

● 涂有醇溶性涂料的物品或橡胶制品,不宜使用醇类消毒剂进行消毒。

● 醇类消毒剂在保存时应放于有盖的容器内,以免挥发。

第三节　酚类消毒剂和季铵盐类消毒剂

一、酚类消毒剂

(一)简介

酚类消毒剂主要包括苯酚、甲酚(煤酚皂溶液或来苏尔)、复合酚、六氯酚等。苯酚可杀灭细菌繁殖体和真菌,但对芽孢和病毒无效,可用于外科器械的消毒,但不宜用于皮肤、伤口的消毒。甲酚(煤酚)的杀菌作用强于苯酚,且毒性小,不仅能杀灭细菌的繁殖体,而且对结核杆菌和真菌也有一定的杀灭作用,并可杀灭疏亲脂性病毒,但对芽孢和亲水性病毒的作用较差甚至无效。通常我们用的是来苏尔,即为甲酚(煤酚)皂溶液,可用于术前洗手、皮肤、器械和物品的消毒。复合酚为广谱、高效的消毒剂,对细菌、霉菌、病毒和多种寄生虫卵有杀灭作用。由于其杀菌的效果有限,并且污染环境,酚类消毒剂逐渐淡出医院的消毒领域。

(二)理化性状

1.苯酚

苯酚化学式为 C_6H_5OH。苯酚是德国化学家龙格(Runge F)于 1834 年在煤焦油中发现的,故又称石炭酸。苯酚是最简单的酚类有机物。常温下为一种无色晶体,熔点低,微溶于水,易溶于有机溶液。当温度高于 65℃时,能跟水以任意比例互溶,其溶液沾到皮肤上需要用乙醇清洁。苯酚暴露在空气中呈粉红色,且有腐蚀性,要注意防止触及皮肤。

2.甲酚

甲酚化学式为 $CH_3C_6H_4OH$。其为几乎无色、淡紫红色或淡棕黄色的澄清液体;

有类似苯酚的臭气,并微带焦臭;久贮或在日光下,颜色逐渐变深;饱和水溶液显中性或弱酸性反应。微溶于水,能与乙醇、乙醚、苯、氯仿、乙二醇、甘油等混溶。

甲酚皂溶液又称来苏尔。其主要成分是由甲酚三种同分异构体即邻甲酚、间甲酚和对甲酚为主的煤焦油分馏物与肥皂配成的复方。其配方为:甲酚 500mL,植物油 173g,氢氧化钠 27g,加蒸馏水至全容量为 1000mL。制取时,先以植物油与氢氧化钠制成肥皂,趁热加入甲酚与蒸馏水。得到的甲酚皂溶液为棕黄色或红棕色的黏稠液体,带有很浓的酚臭味。可溶于水或乙醇,稀释液为浅棕色透明液,呈碱性反应,性能稳定,耐贮存。

3.对氯间二甲苯酚

其化学式为 C_8H_9OCl,易溶于醇、醚、聚二醇等有机溶剂和强碱水溶液。其化学稳定性好,通常贮存条件下不会失活。原产品为白色或无色晶体,有微弱酚的气味。用于消毒剂的对氯间二甲苯酚溶液含有乙醇、松油醇、蓖麻油酸钾等成分,其原液为棕色油状液体,产品偏碱性。

滴露消毒液是含对氯间二甲苯酚、表面活性剂、香料等成分的复方消毒剂溶液。原液为黄色透明液体,具有酚皂气味。摇晃时产生大量泡沫。其可溶于水和醇中,溶液为碱性,性质较稳定。

4.三氯羟基二苯醚

其化学式为 $C_{12}H_7Cl_3O_2$。本品为微具芳香的高纯度白色结晶性粉末。微溶于水,具有优异的贮存稳定性。其溶液对酸、碱具有稳定性。有很低的挥发性,微具芳香味。对引起感染或病原性革兰阳性菌、真菌、酵母、病毒(如 HAV、HBV、狂犬病毒、HIV)等都具有广泛的杀灭及抑制作用。其对皮肤无刺激性,对抗生素菌和非抗生素菌同样有效。

三氯羟基二苯醚广泛用于高效药皂(卫生香皂、卫生洗液)、除腋臭(脚气雾剂)、消毒洗手液、伤口消毒喷雾剂、医疗器械消毒剂、卫生洗面奶(膏)、空气清新剂、冰箱除臭剂中,也用于卫生织物的整理和塑料的防腐处理,更高纯度的三氯羟基二苯醚还广泛用于治疗牙龈炎、牙周炎、口腔溃疡等疗效的牙膏及漱口水中,建议使用浓度为 0.05%~0.3%。

(三)杀菌机制

苯酚属于中效消毒剂,其杀菌作用机制为:①高剂量下,酚类消毒剂可裂解并穿透细胞壁,使菌体蛋白变性、沉淀,从而达到灭菌的效果;低剂量下或较高浓度的分类衍生物可使细菌的酶系统(氧化酶、脱氢酶、催化酶等)失活,导致细菌死亡;②酚类消毒剂积聚在菌体细胞上,增加细胞壁的渗透性,使菌体内含物逸出,改变了细胞蛋白的胶质状态,导致细菌死亡;③酚类易溶于细胞类脂体中,因而能积存于细胞中,其羟基与蛋白的氨基酸起反应,破坏细胞的功能。

(四)影响杀菌因素

1.浓度与作用时间

其浓度越高,作用时间越长,杀菌效果越好。

2.有机物

有机物可减弱其杀菌能力,但对较高分子量的酚类影响较小。相比之下,对从煤焦油中提取的其他高沸点酚类消毒剂影响较大,对甲酚皂溶液的影响较小。

3.温度

升温可加速其杀菌作用,当由 20℃升至 40℃时,消毒时间可缩短一半。

4.食盐

食盐可增强其杀菌作用。

5.酸碱度

酸可加强其杀菌作用。

6.其他物质

乙醇、氯化铁和氯化亚铁可增强其杀菌能力,肥皂可降低表面张力,用量适当亦可增强杀菌能力。

(五)实际应用

1.适用范围

* 以苯酚、甲酚为主要杀菌成分的消毒剂适用于物体表面、织物等的消毒。
* 以对氯间二甲苯酚和三氯羟基二苯醚为主要杀菌成分的消毒剂适用于卫生洗手、皮肤、黏膜、物体表面、织物等的消毒,其中黏膜消毒仅限于医疗机构诊疗处理前后使用。

2.使用方法

(1)以苯酚、甲酚为主要杀菌成分的消毒剂

应用液中有效成分含量要≤5.0%,对物体表面和织物消毒擦拭后作用时间

要≤15min,浸泡消毒作用时间不要超过 30min。

(2)以对氯间二苯酚为主要杀菌成分的消毒剂

手卫生消毒:应用液中有效成分含量≤1.0%,对手擦拭或浸泡消毒,作用时间≤1min。

皮肤消毒:应用液中有效成分含量≤2.0%,擦拭消毒作用时间≤5min。

物体表面消毒:应用液中有效成分含量≤2.0%,擦拭消毒作用时间≤15min,浸泡消毒作用时间≤30min。

黏膜消毒:应用液中有效成分含量≤1.0%,擦拭或冲洗消毒作用时间≤5min。

(3)以三氯羟基二苯醚为主要杀菌成分的消毒剂

手卫生消毒:应用液中有效成分含量≤2.0%,对手擦拭或浸泡消毒,作用时间≤1min。

皮肤消毒:应用液中有效成分含量≤2.0%,擦拭消毒作用时间≤5min。

物体表面消毒:应用液中有效成分含量≤2.0%,擦拭消毒作用时间≤15min,浸泡消毒作用时间≤30min。

黏膜消毒:应用液中有效成分含量≤0.35%,擦拭或冲洗消毒作用时间≤5min。

(六)使用注意事项

- 此类消毒剂溶液毒性较大,气味易滞留,故不可用于消毒食物或餐(饮)具。
- 此类消毒剂为外用消毒剂,不得口服,黏膜消毒剂仅限于医疗卫生机构的诊疗过程。
- 苯酚、甲酚对人体有毒性,在对环境和物体表面进行消毒处理时,应做好个人防护,如有高浓度溶液接触到皮肤,可用乙醇擦去或大量清水冲洗。
- 皮肤消毒前,必须先清洁皮肤。对带污垢的物体表面进行消毒前,也应做好清洁去污工作。
- 消毒结束后,应对所处理的物体表面、织物等以清水进行擦拭或洗涤,去除残留的消毒剂。
- 此类产品不能用于细菌芽孢污染物品的消毒;不能用于医疗器械的高、中水平消毒。苯酚、甲酚为主要杀菌成分的消毒剂不适用于皮肤、黏膜消毒。

二、季铵盐类消毒剂

(一)简介

季铵盐类消毒剂是一类阳离子表面活性剂,包括单链季铵盐和双链季铵盐,前者只能杀灭某些细菌繁殖体和亲脂病毒,属低效消毒剂,例如新洁尔灭;后者可杀灭多种微生物,包括细菌繁殖体、某些真菌和病毒。季铵盐类可与乙醇或异丙醇配成复方制剂,其杀菌效果明显增强。季铵盐类消毒剂的特点是对皮肤黏膜无刺激,毒性小,稳定性好,对消毒物品无损害等。其发展历程至今至少已有7代产品。先后出现代表性的第一、二代产品有烷基二甲基苄基卤化铵(苯扎溴铵和苯扎氯铵),继而由日本和韩国研究者通过用氯、甲基、乙基取代苯环上的氢,合成季铵盐的混合物作为第三代季铵盐类消毒剂;双辛基、双癸基、双十二烷基、辛基、癸基等多种组合形式均为双长链季铵盐,常以两两组成混合物形成第四代季铵盐类消毒剂。近年来,经过不断改变化学结构和配伍,美国研究者先后推出第五代产品,如双烷基二甲基氯化铵(双辛基25%、双癸基25%、辛基癸基50%)与烷基二甲基苄基氯化物的混合物;第六代产品为聚合季铵盐;第七代产品以聚合季铵盐和烷基二甲基苄基铵与烷基二甲基乙基苄铵氯化物的混合物组成。

单链季铵盐消毒剂可以吸附于菌体表面,其疏水基逐步渗入细胞的类脂层,改变细胞壁、细胞膜的通透性,使胞内物质泄漏,酶或蛋白质变性,最后导致菌体死亡。其杀菌作用方法为:通过破坏细胞壁、细胞膜的结构,抑制酶或蛋白的活性,从而影响细胞代谢的过程。

双链与单链季铵盐消毒剂的杀菌机制基本相似,其杀菌作用方式的主要不同之处在于双链季铵盐消毒剂可干扰核酸和蛋白质的合成。

(二)理化性状

1.苯扎溴铵

苯扎溴铵为溴化二甲基苄基烃铵(又称为十二烷基二甲基苯甲基溴化铵)的混合物。常温下其为一种淡黄色黏稠的透明胶状体,低温下形成蜡状固体,带有芳香气味,味苦。其易溶解于水和乙醇,水溶液无色透明,可发生碱性反应,摇晃时产生大量泡沫,具有表面活性作用。其耐光、耐热、挥发性低、性能稳定,可长期贮存。

2.苯扎氯铵

苯扎氯铵为氯化二甲基苄基烃铵的混合物。其为白色蜡状固体或黄色胶状体,溶于水或乙醇,水溶液呈中性或弱碱性,摇晃时产生大量泡沫,具有表面活性作用。

3.百毒杀

百毒杀的化学名称为双十烷基二甲基溴化铵,别名为双癸甲溴铵,为双长链季铵盐。其易与水混合,具有表面活性作用,原液浓度为 50%(g/mL),性质较稳定,对某些金属有轻微腐蚀。

4.新洁灵消毒液

新洁灵消毒液的化学名称为溴化(双十二烷基二甲基)乙撑二铵,为双长链季铵盐。其易溶于水,具有表面活性作用,原液浓度为 5%~10%(g/mL)。

(三)杀菌机制

● 苯扎溴铵与苯扎氯铵对化脓性病原菌、肠道菌与部分病毒有较好的杀灭效果,对结核杆菌与真菌的杀灭效果不好,对细菌芽孢仅有抑菌作用。

● 百毒杀对金黄色葡萄球菌、大肠杆菌、绿脓杆菌等细菌繁殖体有一定的杀灭作用。

● 新洁灵消毒液对金黄色葡萄球菌、大肠杆菌、白色念珠菌等有一定的杀灭作用。

一般来说,季铵盐类消毒剂对革兰阳性菌的杀灭能力较革兰阴性菌强,其抑菌浓度远低于杀菌浓度。

(四)影响杀菌效果的因素

1.吸附作用

季铵盐类消毒剂易被各种物体表面所吸附,如针头、纱布、棉球。玻璃器材和微生物都能降低季铵盐类消毒剂的有效浓度。同时由于吸附作用,进行高浓度消毒液杀灭微生物试验时,发现无法用稀释法降低其对微生物的抑制作用。

2.有机物质

有机物质(如血清等)能降低季铵盐类的杀菌浓度,严重者可降低其浓度的95%以上。因此,消毒前应去除物体表面附着的有机物质。

3.酸碱度和水质

酸碱度和水质均能影响季铵盐类消毒剂的杀菌效果。该类消毒剂在碱性溶液中,杀菌效果较强。当 pH 值为 10 时效果最好,当 pH 值为 13 时效果很差。因此,配制该类消毒液时,应将 pH 值调至 10。

4.温度

温度对季铵盐类消毒剂的杀菌作用有明显的影响,温度越高杀菌效果越好,反之则差。

5.水的硬度

季铵盐、苯扎溴铵可与水中的钙、镁、铝等金属离子发生反应,产生的白色沉淀降低了杀菌作用。

6.拮抗物

某些阴离子表面活性剂对阳离子季铵盐类有拮抗作用,如肥皂、卵磷脂、洗衣粉、吐温 80、牛奶、牛胆汁等。主要作用机制是阴、阳离子相互吸引,使季铵盐类阳离子与细菌等微生物结合从而大大降低了杀菌效果。对季铵盐类有拮抗作用的物质还有碘、碘化钾、硫酸锌、硝酸银、蛋白银、枸橼酸、水杨酸、硼酸(5%以上)、升汞、过氧化物和磺胺类药物,以及钙、镁、铁、铝等金属离子。

(五)实际应用

1.适用范围

- 季铵盐类消毒剂适用于环境与物体表面(包括纤维与织物)的消毒。
- 适用于食品加工设备与器皿的消毒,但不适用于果蔬的消毒。
- 适用于手卫生消毒,与醇复配的消毒剂可用于手部外科消毒。
- 季铵盐类消毒剂适用于皮肤(包括小伤口)与黏膜的消毒,与醇复配的消毒剂可用于皮肤、黏膜的术前消毒。

2.使用方法

(1)非多孔硬质表面的消毒

- 清洁对象:用季铵盐含量为 200~1000mg/L 的消毒溶液,冲洗、擦拭或浸泡消毒,作用 1~10min;用季铵盐含量为 800~1200mg/L 的消毒溶液喷雾消毒,作用 5~10min。
- 污染对象:用季铵盐含量为 400~12 000mg/L 的消毒溶液,冲洗、擦拭或浸泡消毒,作用 5~20min;用季铵盐含量为 1000~2000mg/L 的消毒溶液喷雾消毒,作用 10~30min。

- 对于与食品接触物品的消毒,使用消毒液的季铵盐含量不宜超过1000mg/L,消毒后必须用水充分冲洗后方可接触食品。

(2)多孔表面的消毒

- 清洁对象:用季铵盐含量为 400~1200mg/L 的消毒溶液,冲洗、擦拭或浸泡消毒,作用 5~20min;用季铵盐含量为 1000~1200mg/L 的消毒溶液喷雾消毒,作用 5~20min。

- 污染对象:用季铵盐含量为 600~16 000mg/L 的消毒溶液冲洗、擦拭或浸泡消毒,作用 5~30min;用季铵盐含量为 1000~2000mg/L 的消毒溶液喷雾消毒,作用 10~30min。

- 纤维与织物可吸收季铵盐,消毒时应注意控制被消毒物品的数量,并适当加大使用剂量或延长作用时间,消毒后应清洗干净。

(3)手、皮肤和黏膜的消毒

- 手的消毒:较清洁的手用季铵盐含量为 400~1200mg/L 的消毒溶液擦拭或浸泡,作用 1min;污染较重的手用季铵盐含量为 600~2000mg/L 的消毒溶液擦拭或浸泡,作用 1min。

- 皮肤、黏膜的消毒:皮肤用季铵盐含量为 400~10 000mg/L 的消毒溶液冲洗消毒,作用 2~5min;黏膜用季铵盐含量为 500~2000mg/L 的消毒溶液擦拭或浸泡消毒,作用 2~5min。

- 小伤口(皮肤表面的细小擦伤和搓伤)的消毒:用 1000~1300mg/L 苯扎氯铵或 1000~2000mg/L 的氯化苄铵松宁涂抹或冲洗消毒,作用 1~5min。

(六)注意事项

- 其为外用消毒剂,不得口服。置于儿童不易触及的地方。

- 避免接触有机物和拮抗物。不能与肥皂或其他阴离子洗涤剂同用,也不能与碘或过氧化物(如高锰酸钾、过氧化氢、磺胺粉等)同用。

- 根据实测结果标示对金属的腐蚀性的情况。

- 低温时可能出现混浊或沉淀,可置于温水中加热。

- 一旦发生应用消毒液引起的眼睛不适或刺激,应立即用大量清水冲洗。

● 高浓度原液可造成严重的角膜及皮肤、黏膜的灼伤,操作时必须穿戴防护服、眼罩、面罩与橡胶手套。一旦接触,应立即用大量清水轻轻冲洗 15~20min,检查有无灼伤以确定是否需要就医 [4]。

第四节　其他类消毒剂

一、氯己定

(一)简介

氯己定又名洗必泰,化学名为双氯苯双胍己烷,系阳离子表面活性剂,具有相当强的广谱抑菌和杀菌作用,是一种较好的杀菌消毒药,对革兰阳性和阴性菌的抗菌作用比苯扎溴铵强。其带阳电荷,口腔含漱时吸附在带阴电荷的斑块和口腔黏膜表面,随后吸附的药物从这些部位弥散,逐渐析出产生持续的消毒作用,直至 24h 后在唾液中浓度降低,本品吸附在细菌胞浆膜的渗透屏障,使细胞内容物漏出,在低浓度时呈抑菌性,而在高浓度时呈杀菌性。即使在有血清、血液等存在时仍有效,对芽孢、抗酸杆菌、真菌和病毒无效。临床用于手术前洗手、泡手、手术区皮肤消毒,口腔、咽喉感染、创面冲洗、器械消毒,病房、手术室等环境消毒。乳膏或软膏用于婴儿湿疹、小面积烧伤、烫伤和脓疱疮的消毒;粉剂用于痱子、湿疹和皮炎的红斑期的消毒。涂膜用于轻度烧伤和烫伤。

(二)理化性状

氯己定(俗称洗必泰),又名双氯苯双胍己烷。胍是脲分子结构($-H_2N-CO-NH_2-$)中的氧原子被亚氨基($-NH$)取代而生成的化合物,胍分子中除去一个氢原子后的基团称之为胍基,胍基是氯己定的特征官能团,其化学结构式如图 3.1所示。

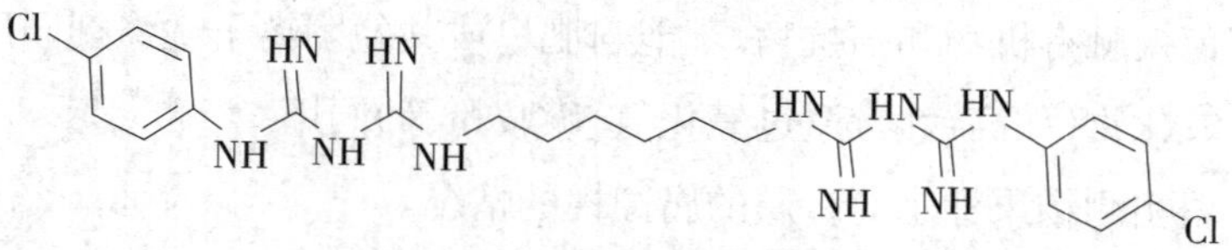

图3.1　氯己定的化学结构式

从图 3.1 可以看出,由于亚氨基团的存在,氯己定难于电离,因而难溶于水;

与无机酸或有机酸能形成盐类,可溶于水。氯己定与不同的酸反应,得到不同的盐,如与醋酸反应,得到醋酸氯己定;与盐酸反应,得到盐酸氯己定;与葡萄糖酸反应,得到葡萄糖酸氯己定。

(三)杀菌机制

- 通过改变细菌胞浆膜的通透性而起到杀菌作用,其杀菌作用强于季胺盐类阳离子表面活性剂。

- 氯己定对革兰阳性菌杀灭作用最强,对革兰阴性菌和真菌的敏感性稍差,但对结核分枝杆菌和某些抗力较强的真菌杀灭作用较弱,对细菌芽孢仅有抑制作用。体外研究表明,氯己定对单纯疱疹病毒、艾滋病病毒、流感病毒等胞膜病毒均有很好的杀灭效果。因为对无胞被病毒杀灭效果略差,所以不能用于新型冠状病毒的消毒。

- 氯己定与乙醇合用有很强的协同作用。为双胍类高效、广谱杀菌剂,通过改变细菌胞浆膜的通透性而起到杀菌作用,杀菌作用强于季铵盐类阳离子表面活性剂。对革兰阳性菌作用强于阴性菌,对铜绿假单胞菌、真菌亦有效。但对耐酸菌、芽孢及病毒无效。无耐药性。即使在有血液或血清存在下仍有效,很少有局部刺激性及过敏反应。

(四)影响杀菌的因素

氯己定盐是阳离子型物质,因此碱性物质如肥皂、阴离子表面活性剂、某些阴离子药物能降低其杀菌效果。含 1000mg/L 浓度的肥皂可显著降低其杀菌效果,但当肥皂浓度降低为 10mg/L 时,则无明显的影响,故一般洗手后残留的肥皂对其杀菌效果无明显影响。但考虑到潜在的抗菌抑制作用,通常不推荐在使用氯己定消毒剂之前用肥皂洗手。一些强氧化性物质也能与之反应,从而破坏其杀菌效果,如含氯消毒剂、甲醛。由于自来水通常是用低浓度的含氯制剂消毒的,因此采用自来水配制或混合氯己定可能会导致杀菌效果降低。除此之外,与重碳酸盐、碳酸盐、枸橼酸盐、磷酸盐和硫酸配伍,有可能生成低溶解度的盐类而沉淀。

关于氯己定的临床长效抑菌作用,不仅与其浓度有关,还与其使用方式有关。据报道,采用 20g/L 氯己定的皮肤消毒液用于术前消毒,6h 后仍然有明显的抑菌效果。曾俊等人采用 1% 的无水葡萄糖酸氯己定免洗手液外科洗手后,发现葡萄糖酸氯己定抑菌效果也能持续 6h 以上。将含量为 20g/L 的葡萄糖酸氯己定用作口腔根管冲洗剂,其杀菌效果能持续 72h 以上。

(五)常见的氯己定消毒剂

氯己定与盐酸、醋酸、葡萄糖酸结合成盐,分别形成盐酸氯己定、醋酸氯己定及葡萄糖酸氯己定。目前国内临床常用的是醋酸氯己定,但在欧洲国家的临床中主要使用葡萄糖酸氯己定。尤其在最近的 10 年,国际上对氯己定的研究报道主要集中在葡萄糖酸氯己定上。盐酸氯己定因在水中溶解度较低,其制剂以膏剂、涂膜剂为主;而醋酸氯己定对人有一定刺激性,在实际使用中目前已经基本被淘汰,因此着重介绍葡萄糖酸氯己定。

1.葡萄糖酸氯己定

20 世纪 60 年代末期,国外开始将葡萄糖酸氯己定消毒液在口腔临床中应用。我国在 1985 年由任家玲首先报道,采用葡萄糖酸氯己定水溶液进行药物注射前的皮肤消毒。多年的临床数据表明,适当浓度的葡萄糖酸氯己定用于皮肤消毒是安全有效的,美国疾病控制与预防中心已于 2002 年推荐其用于手消毒。

将含有 1200mg/L 葡萄糖酸氯己定的口腔消毒液用于预防呼吸性相关性肺炎,能减少 52%的发生率。研究表明,葡萄糖酸氯己定水溶液用于预防牙槽骨炎并取得良好效果。目前,少有用于眼睛和阴道消毒的报道,值得注意的是,将高浓度的葡萄糖酸氯己定用于黏膜组织,可能会导致刺激或黏膜损伤。曾有人报道,使用 40g/L 的葡萄糖酸氯己定消毒剂对进行子宫切除手术的患者阴道消毒15min后,能观察到明显的阴道黏膜组织脱落。由于其浓度大于 10g/L 时可能引起结膜炎和严重的角膜损伤,所以应避免接触眼睛。

2.葡萄糖酸氯己定与醋酸氯己定的临床使用比较

20 世纪 80 年代末期,有学者开始对比葡萄糖酸氯己定与醋酸氯己定的临床使用效果。将浓度为 10g/L 的葡萄糖酸氯己定水溶液与醋酸氯己定水溶液进行皮肤刺激性临床对比实验,结果表明,醋酸氯己定是葡萄糖酸氯己定的 2 倍;致敏实验发现,醋酸氯己定的致敏性是葡萄糖酸氯己定的 3~4 倍。

3.葡萄糖酸氯己定与碘附的临床使用比较

国外研究学者对比了葡萄糖酸氯己定与碘附的临床使用效果。实验结果表明,浓度为 20g/L 的葡萄糖酸氯己定与浓度为 70%的异丙醇组成的复方消毒液与有效碘含量为 10g/L 的碘附消毒液,均可在 30s 时对表皮葡萄球菌杀灭对数减少值均大于 5.0,在加有体积分数 10% 的人血清环境中,仍可在 30s 时对表皮葡萄球菌杀灭对数减少值大于 4.0,两种消毒液在消毒效果上无统计学明显差异。另有研究报道,用含有效碘 75g/L 的碘附消毒液与 40g/L 的葡萄糖酸氯己定进行的对比实验结果表明,在洗手结束 30s 后,两种消毒剂的杀菌效果无显著统计学差异,但 3h 后,用碘附消毒的皮肤表面细菌数有明显回升,而用葡萄糖酸氯己定消毒的皮肤仍然具有明显残留的抗菌活性。

(六)氯己定消毒剂的临床应用

氯己定(洗必泰)为双胍类低效消毒剂,无色透明,无沉淀、不分层,能破坏菌体细胞膜的酶活性,使胞浆膜破裂。浓度为 2~45g/L 用于外科手消毒,擦拭或浸泡时间 ≤3min;用于手卫生消毒,擦拭或浸泡时间 ≤1min;皮肤、黏膜消毒,擦拭或清洗时间 ≤5min;物体表面消毒,擦拭或浸泡时间 ≤10min。

关于氯己定消毒剂的临床应用有大量文献报道,各种用途和用法详见表 3.1。

表 3.1 氯己定消毒剂的临床应用

用途	氯己定种类及其复方	含量
外科手消毒	醋酸氯己定-乙醇	未推荐具体浓度
	葡萄糖酸氯己定-乙醇	10g/L 的葡萄糖酸氯己定与 61% 的乙醇
患者术前沐浴	葡萄糖酸氯己定	40g/L
	葡萄糖酸氯己定	20g/L
创面消毒	醋酸氯己定水溶液	5g/L
口腔黏膜消毒	醋酸氯己定水溶液	3~5g/L
	葡萄糖酸氯己定	1200mg/L
牙根管消毒	葡萄糖酸氯己定	20g/L
会阴部及阴道手术消毒	醋酸氯己定水溶液	5g/L
	醋酸氯己定水溶液	2000mg/L
搬运尸体后的消毒	醋酸氯己定	未推荐具体浓度
贵重仪器表面消毒	醋酸氯己定-乙醇	5g/L 的醋酸氯己定与 70%的乙醇

(七)注意事项

- 密封存放于避光、阴凉和干燥处。
- 不适用于结核杆菌、细菌芽孢污染物品的消毒。

- 不能与肥皂或其他阴离子洗涤剂同用。
- 物品消毒前应先清洗。
- 黏膜消毒仅限于诊疗过程中使用。

二、酸性氧化电位水

(一)简介

酸性氧化电位水(EOW),于 20 世纪 80 年代由日本首先发现,因其对 MRSA (有"超级病菌"之称的耐甲氧西林的金黄色葡萄球菌)有显著杀菌效果,而最先应用于医药领域。经过多年的研究实践,发现酸性氧化电位水具有杀菌高效、杀菌后无残留毒、对人体无害、对环境无污染、利于环保等优点。目前,酸性氧化电位水的制备工艺、杀菌机制在许多领域的推广应用仍是研究的热点。

(二)理化性状

酸性氧化电位水为无色透明液体,pH 值为 2~3,有效氯含量为 30~70mg/L;主要生成物为次氯酸、氯气、盐酸、活性氧、活性羟基和过氧化氢。在室温、密闭及避光的条件下较稳定,而在室温暴露的条件下不稳定,可自行分解成水,故不宜长期保存,最好现用现制。亦有学者通过特殊的制备方法来延长保存时间。

(三)杀菌机制

由于人们对酸性氧化电位水作为消毒剂的认可,使其在消毒、杀菌领域的应用得到了推广,但至今对酸性氧化电位水的杀菌机制存在多种解释,尚无定论。一直以来,对酸性氧化电位水杀菌机制的解释都是围绕其理化性质中何种因素对杀菌起决定性的作用。

近年来,人们普遍接受的一种观点是酸性氧化电位水的杀菌作用是各因素协同作用的结果,将各因素综合起来进行分析能较好地解释酸性氧化电位水的杀菌机制。

(四)杀菌时效性

杀菌速度快是酸性氧化电位水作为消毒剂的显著优点,Tanaka H 等人应用悬液定量杀灭实验发现,酸性氧化电位水对金黄色葡萄球菌、表皮葡萄球菌、粪肠球菌、绿脓杆菌等菌种的杀灭时间均小于 10s;同白色念珠菌、土曲菌和毛孢子菌作用 30s,杀灭率均大于 99.9%。李新武等人将酸性氧化电位水与多种细菌及芽孢作用,对其杀菌的时效性进行研究,结果表明,即使在有机物干扰下,酸性氧化电位水在短时间内也有非常好的杀菌效果。酸性氧化电位水在 5min 内可使含量为 10μg/mL 的 HBsAg 转阴,和其他含氯消毒剂或高效氧化剂相比,如目前市售 1000mg/L 浓度的 84 消毒剂及同浓度的 ClO_2,都需要 15min 才能使 10μg/mL 的 HBsAg 转阴,可见酸性氧化电位水破坏 HBsAg 的时效性更强。

(五)实际应用

酸性氧化电位水与传统的杀菌剂相比具有广谱高效、安全无害、不污染环境等许多优点,近年来已被作为一种新型的杀菌剂应用于医疗卫生、农业、食品加工等行业的杀菌、消毒。

(六)注意事项

- 长时间不用酸性氧化电位水时,用之前先放 2min。
- 消毒前应彻底清洗。
- 被消毒的器械需要完全浸泡于酸性氧化电位水中,腔体内也要注满。
- 原液使用,无须勾兑,勿重复使用。
- 勿与其他药剂、洗剂混合使用。
- 对铜、铝、碳钢有轻度腐蚀,消毒后应用清水冲洗并拭干。
- 存放须置于避光、密封的塑料容器内,室温可保存 5~7 天,尽量现制现用。
- 其为外用品,不可饮用。
- 酸性氧化电位水的浓度监测可用精密的 pH 值试纸测定酸碱度,用测氯试纸测定有效氯含量,可直接从酸性氧化电位水发生器上读取 ORP 值。

参考文献

[1] 消毒技术规范(2002 年版)[S].中华人民共和国卫生部,2002.

[2] GB26370—2010.含溴消毒剂卫生标准[S].中华人民共和国卫生部,2010.

[3] 陈素良.含溴消毒剂的研究与应用[J].中国消毒学杂志,2013,30(9):857.

[4] 敖翔.含溴消毒剂对游泳池水现场消毒效果观察[J].中国消毒学杂志,2007,24(6):540.

[5] 陈越英,徐燕,谈智,等.二溴海因对水肿细菌杀灭效果观察[J].中国消毒学杂志,2006,22(4):422.

[6] 银燕,张聿为.醇类消毒剂及其制剂的发展[J].中国消毒学杂志,2013,30(11):1062–1065.

[7] GB26373—2010.乙醇消毒剂卫生标准[S].中华人民共和国卫生部,2011.

［8］邹从霞.环氧乙烷灭菌的工作原理以及影响环氧乙烷灭菌效果的主要因素［J］.计量与测试技术杂志,2018:45(8):65-66.

［9］梁建生.季铵盐类消毒剂及其应用［J］.中国消毒学杂志,2012,29(2):129.

［10］张文福.医学消毒学［M］.北京:军事医学科学出版社,2002.

［11］GB26369—2010.季铵盐类消毒剂卫生标准［S］.中华人民共和国卫生部,2011.

［12］杨敏,龚泰石.酸性氧化电位水的应用研究进展［J］.中国公共卫生杂志,2006,22(3):368.

［13］栾湘宁,魏华,张红英,等.强氧化离子水在医院的应用与管理［J］.中华医院管理学杂志,1998,8(4):232.

第四章　消毒器械及使用方法

第一节　紫外线消毒

紫外线(UV)属电磁波辐射,而非电离辐射,根据其波长范围分为3个波段,即A波段(波长为315.0~400.0nm)、B波段(波长为280.0~315.0nm)和C波段(波长为100.0~280.0nm),是一种看不见的光。杀菌力较强的波段为250.0~280.0nm,通常紫外线杀菌灯采用的波长为253.7nm,广谱杀菌效果比较明显,紫外线LED杀菌灯一般波长为240~280nm。

一、紫外线灯

(一)紫外线的物理特性

1.紫外线的能量

紫外线作为横向波在空间传播,其传播速度(c)是每秒振动的频率(f)和波长(λ)的乘积,公式:$c=f\cdot\lambda$。释放的能量以光量子的方式表现,不同波长的紫外线其光量子的能量不同。

2.紫外线的传播

紫外线为直线传播。

3.紫外线的穿透性

紫外线对不同物质的透过率不同。普通玻璃和有机玻璃不能透过杀菌紫外线,石英玻璃可透过80%以上,一般塑料的透过率很低。聚氟亚乙烯树脂薄膜(厚度0.1mm)可透过60%左右的波长为254nm的紫外线,乙烯共聚脂膜(厚度0.1mm)可透过40%;杀菌紫外线对水可穿透2cm。紫外线在空气中传播时,可被悬浮的粒子阻挡。

4.吸收

紫外线照射到物体表面时可被吸收,转变成物质的内能,而不易穿透物体深部,故紫外线照射只能杀灭物体表面的微生物。

5.反射和聚焦

入射的光线可在两种媒质界面处产生反射;入射的光线在进入第二种媒质时发生折射。各种材料对杀菌紫外线(254nm)的反射系数不同:氧化镁为 80%~93%,抛光铝为 60%~90%,白漆为 46%,白石灰为 40%,白瓷砖为 4.7%。根据此特性可选择紫外线灯具的反射材料。

(二)紫外线的杀菌机制

紫外线主要通过直接作用和间接作用两个途径杀灭微生物。

1.直接作用

杀菌力较强的波段为 250.0~280.0nm,通常紫外线杀菌灯采用的波长为253.7nm,紫外线能直接作用于生物细胞,广谱杀菌效果比较明显。

(1)对核酸的作用

在紫外线的照射下,DNA 形成胸腺嘧啶二聚体(TT),在 RNA 上形成尿嘧啶二聚体(UU),从而使 DNA 和 RNA 失去复制能力,导致微生物死亡。

(2)对蛋白质的作用

紫外线对蛋白质的作用较小,它可以被蛋白质上的氨基酸所吸收,从而破坏这些化学基团,导致蛋白质变性,使其失去功能。

2.间接作用

紫外线能通过与空气中的氧气作用产生臭氧,其中波长峰值为 185nm 的紫外线产生的臭氧量最高。臭氧是一种强氧化剂,可破坏微生物的蛋白质,影响微生物的代谢,导致微生物死亡,从而杀灭细菌。

(三)紫外线的杀菌作用

紫外线杀菌作用最强的波段在 254nm 左右。每种微生物都有其特定的紫外线死亡剂量阈值。杀菌剂量(K)是照射强度(I)和照射时间(t)的乘积,即 K=I·t。在紫外线光源的强度高于 $40\mu W/cm^2$ 时,高强度短时间或低强度长时间的照射,均能获得同样的效果。一般来说,革兰阴性菌对紫外线最敏感,其次为革兰阳性菌,细菌芽孢和真菌孢子抵抗力最强。病毒也可被紫外线灭活,其抵抗力介于细菌繁殖体和芽孢之间。

对紫外线高抗的有枯草杆菌芽孢、耐辐射微球菌和橙黄八叠球菌,中抗的有微球菌、鼠伤寒沙门菌、乳链球菌、酵母菌属和原虫,低抗的有牛痘病毒、HIV、大肠杆菌、金黄色葡萄球菌、普通变形杆菌、军团菌、布鲁尔酵母菌和 T3 大肠杆菌的噬菌体。枯草杆菌黑色变种 ATCC9372 株已被用作紫外线消毒指示杆菌株。

二、常用的紫外线灯

(一)紫外线灯消毒的特性

• 紫外线可以杀灭各种微生物,包括细菌繁殖体、细菌芽孢、结核杆菌、真菌、病毒和立克次体。

• 不同微生物对紫外线的抵抗力差异较大,由强到弱依次为真菌孢子、细菌芽孢、抗酸杆菌、病毒、细菌繁殖体。

• 紫外线属于电磁辐射,穿透力极弱,因此使用受到限制;在空气中可受尘粒与湿度的影响,当空气中含有尘粒 800~900 个/cm³,杀菌效果可降低 20%~30%,相对湿度由 33%升至 56%时,杀菌效果可减少到 33%。在液体中的穿透力随着深度的增加而降低,中、小杂质对穿透力的影响更大,溶解的糖类、盐类、有机物都可大大降低紫外线的穿透力。酒类、果汁、蛋清等溶液只需 0.1~0.5mm,即可阻挡 90%以上的紫外线。

• 杀菌效果直接取决于照射剂量(照射强度和照射时间)。

• 在不同的媒质中紫外线的杀菌效果不同。

• 粗糙的表面不适宜用紫外线消毒,当表面有血迹、痰迹等污染物质时,消毒效果亦不理想。

• 有报道,某些化学物质可与紫外线起协同消毒作用,如紫外线与醇类化合物可产生协同消毒作用。

(二)紫外线杀菌灯的分类

紫外线灯管根据外形可分为直管、H 形管、U 形管;根据发光机制不同可分为热阴极低压汞紫外线灯、冷阴极低压汞紫外线灯、高压汞紫外线杀菌灯和紫外 LED 灯。

1.热阴极低压汞杀菌紫外线灯

热阴极低压汞杀菌紫外线灯的制备原理是用钨丝绕成双螺旋灯丝，涂上碳酸钡、碳酸锶、碳酸钙的混合物，然后通电加热，混合物被激活分解形成钙、锶、钡的氧化物。紫外线灯启动时，灯丝加热，氧化物发射电子，轰击灯管内的汞蒸汽，致使汞原子的外层电子跃迁到高能级轨道位置，使汞原子成为激发态的原子。跃迁到高能级轨道上的电子仅能停留 10^{-11}~10^{-5}s，然后又跃回外层低能级轨道，同时释放出能量，以紫外线的形式表现出来。这种灯辐射的紫外线 95% 以上的波长为 253.7nm，少数波长为 184.9nm、404nm、435nm、545nm、577nm 和 579nm。

低压汞灯内充入汞蒸汽的压力为 0.006mmHg（1mmHg=0.133kPa），一般采用对紫外线透过率>80% 的石英玻璃做灯管。这种灯温度在 40℃时，辐射强度最大。低压汞灯有如下种类。

（1）直管式紫外线杀菌灯

直管式紫外线杀菌灯是最经典的紫外线杀菌灯，灯管长度和直径可用公式计算。用石英玻璃管制备的直管式紫外线杀菌灯，30W 灯的辐射强度在 $100\mu W/cm^2$ 以上（1m 处），要求使用中不得低于 $70\mu W/cm^2$，使用寿命为 3000h，功率为40W、30W、8W、4W 等。

（2）H 型热阴极低压汞紫外线杀菌灯

H 型热阴极低压汞紫外线杀菌灯是高强度的杀菌灯，9W 的 H 型灯，在距灯管 3cm 处的辐射强度 $\geqslant 9000\mu W/cm^2$。30W 的 H 型灯在 100cm 处的辐射强度 $\geqslant 200\mu W/cm^2$。

（3）低 O_3 紫外线灯

无论是直管式还是 H 形灯，均可制成低 O_3 紫外线灯，方法是在石英玻璃中加入 0.01%~0.05% 的氧化钛和 0.07% 的氧化铝，使波长<200nm 的紫外线被吸收，产生的少量 O_3。由于 O_3 和紫外线有协同作用，故提高了消毒效果。

（4）高 O_3 紫外线灯

高 O_3 紫外线灯在产生大量 253.7nm 紫外线的同时，也辐射较强的 184.9nm 的紫外线，从而产生大量的 O_3，由于 O_3 和紫外线有协同作用，故提高了消毒效果。

2.冷阴极低压汞紫外线杀菌灯

冷阴极低压汞紫外线杀菌灯用镍制成电极，在石英灯管内充入汞和氩气，靠强电场的作用使冷阴极发射电子,轰击汞原子,使其发光。灯管可以做成各种形状,例如盘香形、U型等,辐射的紫外线60%以上为253.7nm。

3.高压汞紫外线杀菌灯

灯管内汞蒸汽的压强可以大至几个大气压,功率可达500~1000W或更高,在辐射光谱中有小部分是杀菌紫外线,但总能量大,仍不失为良好的消毒紫外线光源,一般用于水的消毒。

4.紫外线LED灯

随着LED技术的飞速发展,发光二极管作为光源成为节约能源、延长灯具使用寿命的一种有力手段。相比普通的紫外线灯,紫外线LED灯使用发射波长范围更集中的UVC半导体,极大地提高了发光效率和杀菌能力,降低了功耗。紫外线LED灯技术还有其他优点。①无汞。紫外线LED灯不含有害物质;②占地面积小。由于大功率LED灯的体积小,占地面积比传统紫外线系统要小得多;③即时开启或关闭。无须预热时间即可开启或关闭系统,从而延长LED灯的使用寿命。④无温度影响。LED灯不会将热量传递到水中,因此限制了水的结垢并且确保恒定的紫外线输出。

汞灯和紫外线LED灯之间的主要区别在于它们的光发射剖面对反应器的设计有直接影响。传统紫外线灯需要采用圆柱形设计;紫外线LED灯是点光源的发光模式,因此不需要圆柱形反应器。与传统的紫外线灯相反,紫外线LED灯可以发射不同的波长(如255nm、265nm、275nm等)。

三、常用紫外线的消毒装置

1.高强度紫外线灯消毒器

高强度的紫外线灯是专门研制出的H形热阴极低压汞紫外线灯,它在距离照射表面很近时,照射强度可达5000μW/cm² 以上,5s内对物体表面污染的各种细菌、真菌、病毒和对细菌芽孢的杀灭率可达99.9%以上,目前国内生产的有9W、11W等小型的H形紫外线灯。在3cm处的近距离照射,其辐射强度可达5000~12 000μW/cm²,适用于光滑平面物体的快速消毒,如工作台面、桌面、大型设备的表面等。多功能动态杀菌机紫外线强度>1000μW/cm²,在常温和有人存在的情况下,24h自然菌的消亡率为59%~83%,最高可达86%。

2.移动式紫外线消毒车

有立式和卧式两种,该车装备有紫外线灯管 2 支、控制开关和移动轮,机动性强。其适合于不经常使用或临时需要消毒的物体表面和空气。

3.循环风空气净化(洁净)器

现在市场上有很多种类的空气净化器,这些净化器大多由几种消毒方法组合而成,紫外线在其中起着非常重要的杀菌作用,而且还具有可以在各种场所进行空气消毒的显著特点。

四、影响消毒效果的因素

(一)影响紫外线辐射强度和照射剂量的因素

1.电压

紫外线光源的辐射强度明显受到电压的影响,同一个紫外线光源,当电压不足时,辐射强度明显下降。

2.距离

紫外线灯的辐射强度随灯管距离的增加而降低,辐射强度与距离成反比。不同距离的紫外线灯的辐射强度不同。

3.温度

消毒环境的温度对紫外线消毒效果的影响,是通过影响紫外线光源的辐射强度来实现的。一般来说,紫外线光源在 40℃时的辐射强度最强,温度降低时,紫外线的输出减少,温度升高,辐射的紫外线因吸收增多,输出也随之减少。因此,过高或过低的温度都不利于紫外线的消毒。杀菌试验证明,5~37℃对紫外线的杀菌效果影响不大。

4.相对湿度

当空气进行紫外线消毒时,空气的相对湿度对消毒效果是有影响的,相对湿度过高时,空气中的水分增多,可以阻挡紫外线,因此用紫外线消毒空气时,要求相对湿度最好在 60%以下。

5.照射时间

紫外线的消毒效果与照射剂量呈指数关系,照射剂量为照射时间和辐照强度的乘积,所以杀菌率要达到一定程度,必须保证足够的照射剂量,在光源达到要求的情况下,可以通过保证足够的时间来达到要求剂量。

6.有机物

有机物对消毒效果有明显影响,当微生物被有机物保护时,需要加大照射剂量,因为有机物可以影响紫外线对微生物的穿透能力,并且可以吸收紫外线。

7.悬浮物的类型

紫外线是一种低能量的电磁辐射,其能量仅有 6eV,穿透力很弱,空气中的尘埃能吸收紫外线而降低杀菌效果。当空气中含有尘粒 800~900 个/cm³ 时,杀菌效果可降低 20%~30%,如枯草杆菌芽孢在灰尘中悬浮比在气溶胶中悬浮对紫外线照射有更大的抵抗性。

8.紫外线反射罩

为了更有效地对被照射表面进行消毒,可使用波长为 253.7nm 的紫外线具有高反射率的反射罩,使用反射罩还可以避开操作者受紫外线的直接照射。

(二)微生物方面的因素

1.微生物的类型

紫外线对细菌、病毒、真菌、芽孢、衣原体等均有杀灭作用,不同微生物对紫外线照射的敏感性不同。细菌芽孢对紫外线的抵抗力比繁殖体细胞要强,革兰阴性菌最易被紫外线杀死,紧接着依次为葡萄球菌属、链球菌属和细菌芽孢,真菌孢子抵抗力最强。抗酸杆菌的抵抗力,较白色葡萄球菌、铜绿假单胞菌、肠炎沙门菌等要强 3~4 个对数级。即使在抗酸杆菌中,不同种类对紫外线的抵抗力亦不相同。

根据抵抗力大致可将微生物分为 3 类:高抗性的有真菌孢子、枯草杆菌黑色变种芽孢、耐辐射微球菌等;中抗性的有鼠伤寒沙门菌、酵母菌等;低抗性的有大肠杆菌、金黄色葡萄球菌、普通变形杆菌等。

2.微生物的数量

微生物的数量越多,紫外线杀菌剂量也就越大,因此,污染严重的物品在消毒时需要延长照射时间,加大照射强度。

五、紫外线消毒的应用

(一)空气消毒

紫外线的最佳用途是对空气的消毒,这也是最简便的方法。紫外线对空气的消毒方式主要有 3 种。

1.固定式照射

紫外线灯固定在天花板上的方法有以下几种。

- 将紫外线灯直接固定在天花板上,离地面约 2.5m。

- 吊装在天花板或墙壁上,离地面约 2.5m,上面有反射罩,往上方向照射的紫外线也可被反向照射下来。

- 安装在墙壁上,使紫外线照射在与水平面的角度呈 3°~80°的范围内。

- 将紫外线灯管固定在天花板上,下面装有反射罩,这样上部空气可以受到紫外线的直接照射,而当上、下层空气对流交换时,整个空间的空气都会被消毒。

通常灯管距离地面 1.8~2.2m 的高度比较适宜,这个高度可使人的呼吸带受到最高辐射强度的有效照射,使用中的 30W 紫外线灯在垂直 1m 处的辐照强度应高于 $70\mu W/cm^2$,每立方米分配功率不少于 1.5W,用最常用的直接照射法的照射时间应不少于 30min。

2.移动式照射

移动式照射主要是利用其机动性,即可对某一局部或物体表面进行照射,也可对整个房间的空气进行照射。

3.间接照射

间接照射是指利用紫外线灯制成各种空气消毒器,通过空气的不断循环达到空气消毒的目的。

(二)污染物体表面的消毒

紫外线可以用于消毒被微生物污染的表面,其对光滑表面的消毒效果好,对粗糙多孔的表面消毒效果差。传统的方法是紫外线灯悬吊在离台面上方 1m 处,将消毒物品放在台面上,照射时间为 30min 左右,消毒有效的范围为灯管 1.5~2m 处。所用紫外线灯的辐射强度在距离 1m 处不得低于 $70\mu W/cm^2$,也可使用高强度低 O_3 表面消毒器近距离(3.0cm)照射消毒。杀灭一般的细菌繁殖体,照射剂量为 5000~6000μW·s/cm²；在杀灭不明微生物种类或杀灭多种微生物时，照射剂量不小于 100 000μW·s/cm²。可根据紫外线灯在照射表面处的辐照强度，计算所需的照射时间。

紫外线不能用于消毒人或动物的表面，也不推荐用于纺织品或其他粗糙表面的消毒。需要用紫外线消毒纸张、织物等粗糙表面时，要适当延长照射的时间，且两面均应受到照射。

(三)紫外线在饮用水消毒中的应用

紫外线对水中的微生物有良好的杀菌作用，而且无残留毒性，消毒后不形成有害产物，故可用作饮用水消毒，用低压汞蒸汽紫外线杀菌灯消毒饮用水时，一般灯管不放入水中，因为低压汞灯的功率小，输出能量低，放入水中后灯管温度降低，辐照强度减弱。合理的消毒方法是将紫外线灯固定在水面上方，水的深度应小于 2cm，当水流缓慢流过时，水中的微生物就会被杀灭。还有一种方法是制成套管式消毒装置，水从上方流入，挡水板将水分流，在紫外线灯外形成薄层水流，受到紫外线的充分照射。如要将消毒灯放在水中，则最好在紫外线灯外装上石英玻璃制作的外套。若用高压汞紫外线消毒，则可将消毒灯直接放入水中，因高压汞灯的功率大，输出能量大，受水温影响小，使用方法可参照紫外线饮用水消毒装置使用说明书。

(四)紫外线在污水消毒中的应用

紫外线对污水中的微生物亦有良好的杀灭作用，可用于污水消毒的多种型号的紫外线污水消毒装置已投入市场，可参照其使用说明书使用。

(五)紫外线在血液和血液制品消毒中的应用

单用紫外线或紫外线和乙型丙内酯联合使用均可杀灭血液中的致病微生物，其优点是对血液成分无损害，且无残留毒物。紫外线照射剂量为 5000J/cm² 时可以灭活血液中的艾滋病病毒、乙型肝炎病毒、非甲非乙型肝炎病毒等。

六、紫外线灯的监测

紫外线灯随着使用时间的延长，辐照强度不断衰减，杀菌效果亦受到诸多因素的影响，因此对紫外线灯做经常性监测是确保其有效使用的重要措施。常用的监测方法为紫外线辐照计测定法和紫外线强度照射指示卡监测法。

1.紫外线辐照计测定法

开启紫外线灯 5min 后,将测定波长为 253.7nm 的紫外线辐照计探头置于被检测的紫外线灯下垂直距离 1m 的中央处,待仪表稳定后,所示数据即为该紫外线灯管的辐照度值。

2.紫外线强度照射指示卡监测法

开启紫外线灯 5min 后,将指示卡置于紫外线灯下垂直距离 1m 处,有图案的一面朝上,照射 1min(紫外线照射后,图案正中的光敏色块由乳白色变成不同程度的淡紫色),观察指示卡色块的颜色,将其与标准色块对比,读出照射强度。

3.结果判定

普通 30W 直管紫外线灯,新灯辐照强度 $\geqslant 90\mu W/cm^2$ 为合格,使用中的紫外线灯的辐照强度 $\geqslant 70\mu W/cm^2$ 为合格,30W 高强度紫外线新灯的辐照强度以 $\geqslant 180\mu W/cm^2$ 为合格。

4.注意事项

测定时电压为 220V±5V,温度为 20~25℃,相对湿度<60%,紫外线辐照计必须在计量部门检定的有效期内使用。紫外线强度照射指示卡应获得卫生许可批准,并在有效期内使用。

第二节　不同类型的空气消毒机

一、空气消毒机

空气是很多呼吸道疾病的传播媒介。据统计,目前在全世界 41 种主要传染病中,经空气传播的有 14 种,占不同传播途径的首位。因此,有效地进行空气消毒是医院感染控制和传染病消毒处理的重点。常见的空气消毒机有:高压静电吸附除菌、等离子体空气消毒机、紫外线空气消毒机、臭氧空气消毒机、电离循环风等。此外,也有采用纳米光催化材料的空气净化、人工负离子空气净化、建筑型层流洁净除菌等。

(一)高压静电吸附空气消毒机

高压静电吸附技术是采用高压电离子吸附原理,净化吸附空气中的细菌、飘尘、气溶胶等杂质。高压静电吸附空气消毒机是采用一种特殊设计的正离子发生器，能持续不断地产生高浓度正离子极度包围空气中的细菌，迅速获得饱和电量；带负电的细菌在高浓度、高能量的正离子浸润下，迅速发生电解并释放能量，细菌的细胞壁被破坏，从而使其死亡。

1.类型及原理

高压静电吸附空气消毒机的基本结构是箱体、电源、前置过滤器、高压静电场、集尘电极、后置过滤器、风机等。其工作原理是室内空气经过前置滤网去除大颗粒粒子和片状污染物，然后高压静电场能产生高浓度的离子，使 $0.001\mu m$ 以上的尘埃粒子和细胞荷电，并达到饱和电量。带电微粒在电场两极放电去除尘埃粒子、浮游细菌，而后置过滤器采用活性炭等复合媒介过滤，去除空气中的荷电尘埃粒子，吸附异味及有毒、有害气体。

2.对微生物的杀灭作用

高压静电吸附空气消毒机的除菌过程可以简述为四个步骤，即电晕放电、细菌荷电、飘尘迁移和极板沉积。消毒机的结构采用窄间距、双区蜂巢针棒状。三级串联的高压静电场，在高压静电场可击碎细菌胞囊，具有除菌功能，开机 15min，对空气中的金黄色葡萄球菌和枯草杆菌黑色变种芽孢的清除率均大于 99.9%；开机45min，清除率均达到 100%。

3.影响消毒效果的因素

若进入消毒机的空气相对湿度太高，会对消毒效果产生不利影响；室内空气的洁净度和污染程度可影响消毒效果，尘埃太多和污染严重的空气，难以消毒；电压的高低会影响高压静电场的强度，从而影响消毒效果。

4.适用范围

高压静电吸附空气消毒机适用于室内空气的消毒和除尘，可在有人活动时使用。

5.使用方法

高压静电吸附空气消毒机操作简单，设定后可实现各种功能，并可以远程遥控、程控自动运行、定时开关机，设有待机状态的指示，显示时间、日期，也可以设定手动和自动操作。具体操作可按说明书执行。

6.注意事项

使用净化系统时空气的湿度不能太高,相对湿度宜小于90%,每使用1~2个月,应清洗一次前置过滤网和后置过滤网,非专业人员切勿拆洗电场,以免发生危险。

(二)等离子体空气消毒机

等离子体是物质在高温或特定激发(例如高压电离)下的一种物质存在的聚集状态,是除固态、液态、气态以外的第四种存在状态。等离子体是由大量正、负带电粒子和中性粒子组成的,并表现出集体电场作用的电荷整体呈准中性的气体云,同时产生负氧离子。

等离子体空气消毒机采用不锈钢圆形电晕线,在高压正脉冲电源的作用下,产生正脉冲电晕放电,电量区域容易伸展,从而形成稳定的等离子体,当微生物经过等离子体区域时,受到高强度的电场效应,产生高速粒子击穿效应的作用,并受到等离子体云中高能紫外线光子和活性自由基的作用,导致菌体蛋白质和核酸遭到破坏而死亡。

1.类型及原理

等离子体空气消毒机的核心是等离子体反应器。它在强电场的作用下,使逸出的电子加速,从而获得很高能量。高能电子在运动中与气体分子、原子发生非弹性碰撞,其动能转换成基态分子(原子)的内能,引起激发、离解和电离,形成等离子体。一方面其内部在巨大的电场作用下,对细菌的细胞膜造成严重击穿和破坏;另一方面,打开气体分子键,生成单原子分子、负氧离子、OH离子、自由氧原子、H_2O_2等自由基,具有极强的活化和氧化能力。激发态粒子又能辐射紫外线和X线,对细菌、病毒具有很强的杀伤力,这就是等离子体消毒机的净化机制。同时,它还能分解甲醛、苯、氨气、一氧化碳、烟等高分子有毒的有机物,将其转化成低分子无毒无味的无机物。

2.对微生物的杀灭作用

等离子体空气消毒机对葡萄球菌、大肠杆菌、枯草杆菌、白色念珠菌、霉菌等均有高效的杀灭效果,对支原体、病毒也有较好的消毒效果。开机120min,对空气中的细菌消亡率达90%,并可抑制臭氧的产生,降解室内空气中的有害物质。

3.影响消毒效果的因素

在环境湿度低的条件下,对等离子体杀菌率的影响是比较明显的,除了受到空气湿度的影响之外,也受到空气中的有机物、颗粒物含量及消毒机本身的物理参数的影响,如电场电压、功率等都可能影响对空气微生物的消毒效果。

4.适用范围

其适用于医院手术室、ICU、CCU、产房、婴儿室、供应室、候诊室、无菌室、治疗室、制剂室、化验室、生物实验室、烧伤病房等,以及家庭、办公室或其他公共场所。

5.使用方法

参照相应产品使用说明书。

6.注意事项

- 若长期不使用或保养时,请先切断电源。
- 勿长期放置在阳光下直接照射。
- 勿放置在潮湿或可燃气体的环境中使用。
- 用户提供的电源一定要按照国家用电安全规定进行接地。

(三)紫外线空气消毒机

现在市场上有很多种类的空气净化器,这些净化器大多由几种消毒因素组合而成,紫外线在其中起着非常重要的杀菌作用,而且还具有能在各种动态场所进行空气消毒的显著特点。

1.类型和设计原理

紫外线空气消毒机是利用紫外线的杀菌作用,结合空调循环风换气技术,通过特殊的曲面反光聚焦设计,并配备负离子发生器,使输出的气体为净化后的气体。同时,通过操作控制系统,使消毒机运行时能随意设定连续(间断)、负离子、摇摆风,并自动记录和累计工作时间,且具有消毒灯发生故障时的自动报警系统。

其工作原理是室内的混合气体在通风机的作用下首先通过初效过滤器,阻挡了大于0.5mm的尘埃和空气中的悬浮物进入机体内,然后混合气体经风机增压后进入紫外线消毒室,其中的微生物受紫外线光照射后,其DNA结构受到破坏,失去了生存、自身复制和繁殖能力,紧接着消毒杀菌后的气体带着负氧离子脱离机身,进入室内,形成循环。在风机平稳运转的作用下,消毒机连续运行,室内气体多次循环,也就是多次过滤和杀菌,并达到卫生要求。

2.对微生物的杀灭作用

一般情况下,将消毒机室内换气循环次数设定为 6~10 次/h,当设定换气次数为 6 次时,消毒机工作 1h 后对空气中的微生物杀灭率达到 99.87%,工作 1.5h 后杀灭率达到 99.99%。

3.影响消毒效果的因素

• 紫外线灯的质量:紫外线杀菌灯的中心波长为 257.3nm,正好在杀菌紫外线波长范围(240~280nm)内,高质量的紫外线灯能有高强度的杀菌紫外线,低质量的紫外线可以产生臭氧(波长为 184.9nm)和极低浓度的氮氧化合物,并且使用寿命长。选用高质量的紫外线灯是保证消毒效果和安全性的重要条件。

• 紫外线灯安装和组合的方式:紫外线灯的安装和排列方式、间隔距离、灯管的照射距离、灯的功率等,均影响消毒效果。

• 气流速度:气流点受照射的时间与速度成反比。影响气流速度的主要因素是通风截面、通风道气流阻力和根据室内空间设定的流量。

同时,电源的电压、电流和稳定性可影响消毒效果;采用的反射装置的反射性能,和消毒效果有关;工作环境的温度、相对湿度、空气的洁净度、室内活动人员的数量,也影响消毒效果。

4.适用范围

紫外线空气消毒机可在有人的动态环境下进行持续的空气净化与消毒。其适用于医院的 ICU、烧伤病房、产房、普通手术室等 Ⅱ 类环境,适用于输液大厅、普通门诊、传染病区等复杂环境,适用于儿科病房、普通病房、治疗室、供应室等 Ⅲ 类和 Ⅳ 类环境的消毒,适用于制药、食品行业和公共场所室内空气的消毒。

5.使用方法

紫外线空气消毒机一般安装有万向轮,可安装在室内的任何位置,且移动方便。使用时只要插上电源,指示灯亮起,风机高档起动后就可按需要调整。可选择定时开(关),每节时间为 1h,最长设定时间为 12h;可选择连续(间断)的工作状态;可自由设定负离子开启(关闭);可自由设定摇摆风。全部设定均以右指示灯为信号。

6.注意事项

• 紫外线空气消毒机的臭氧浓度应 ≤0.02mg/m³。

- 紫外线空气消毒机工作环境周边的紫外线泄漏量应≤0.2μW/cm³。
- 紫外线空气消毒机使用环境条件为：温度为5~40℃，相对湿度≤80%，大气压力为860~1060hPa，工作电源为220V和50Hz，环境无振动。
- 初效过滤器外的阻碍物必须及时清除，每年清洗一次。
- 紫外线灯管指示灯不亮时，及时联络生产商进行修复。
- 严禁非专业人员擅自拆机。

(四)臭氧空气消毒机

臭氧空气消毒机是利用臭氧的氧化作用对室内空气进行消毒的设备。用于无人条件下室内空气的消毒。

1.类型和设计原理

按安装形式的不同臭氧空气消毒机可分为立式、柜式、壁挂式、移动式和台式等；按照使用的臭氧发生器的臭氧产量又可分为不同的型号。虽然型号多样，但其设计原理基本一致，即主要部件有臭氧发生器、风机、空气过滤装置(可无)、控制面板、加热器(可无)等。空气由风机抽入消毒机内，经过空气过滤装置，进入臭氧消毒腔，带有臭氧的空气再由出风口排出。消毒作用主要不是在消毒机的消毒腔内进行，而是在室内进行。因为消毒机开启后，室内空气中含有高浓度的臭氧，是利用臭氧的氧化作用将空气中的微生物杀灭。

2.对微生物的杀灭作用

在实验室的试验中，臭氧空气消毒机对1m³试验柜内人工污染的微生物，开机作用30min，对白色葡萄球菌的杀灭率为99.9%~100%；开机作用60min，对枯草杆菌黑色变种芽孢的杀灭率为86.6%。对25m³空气消毒实验柜内的微生物，作用60min，对空气中的自然菌的杀灭率达到90%以上。

3.影响消毒效果的因素

臭氧空气消毒机的杀菌效果受消毒环境因素的影响，例如温度、湿度等。温度和湿度升高消毒效果增强。消毒机的风速和空气流量应和消毒机的臭氧发生器相匹配。臭氧浓度应控制在一定的范围内，太高会对室内的物品造成损害，太低则达不到消毒效果。

4.杀灭微生物的机制

臭氧是强氧化剂，在分解过程中产生的新生态氧有强大的氧化能力，可以使微生物的蛋白质受到破坏,特别是破坏微生物的酶,使其代谢发生障碍,导致死亡。在长时间高浓度臭氧的作用下,微生物的结构也会发生改变,也可使微生物灭活。

5.适用范围

用于无人情况下室内空气的消毒。

6.使用方法

根据使用房间的大小和要求,选择合适的臭氧空气消毒机,并按照使用说明书的要求正确安装和使用。

用臭氧空气消毒机消毒时,人员必须离开消毒房间,只能在室内无人时遥控开机,消毒后必须开窗通风至规定时间(一般 30~60min,说明书上会注明),待室内空气中臭氧浓度低于 0.2mg/m³ 时,人员才可进入。

7.消毒过程及效果监测

新安装的消毒机应测定臭氧浓度、解析时间和规定时间内的消毒效果。以后应定期检测臭氧浓度,以保证消毒效果可靠。臭氧浓度的测定可采用仪器法,测定时将探头放入室内测定点,人不可进入室内。

8.安全性和对物品的损害

臭氧对人体有害,消毒时应关闭门窗,以免发生臭氧泄漏;臭氧对橡胶物品有氧化作用,消毒器应安装于离电视机、电脑、收音机等电器较远的地方,以免干扰;切勿与其他化学消毒剂混用,以免降低杀菌效果,用户不可将消毒机外壳打开,以免发生事故及故障,若长期不用请切断电源。

(五)电离循环风

电离循环风是将封闭的电离辐射装置和通风、静电吸附系统结合起来。电离辐射的辐射源分为钴–60 的 γ 线、电子加速器产生的高能电子束射线,以及高能电子束打在重金属靶上产生的 X 线。射线直接作用微生物引起细胞损伤而死亡,或生物体内的水受到照射产生自由基而致生物死亡。该类装置具有广谱、高效和无害的优点。

第三节　常量喷雾器和气溶胶喷雾器

喷雾器是使用消毒药物以杀灭有害微生物的重要工具。喷雾器性能的优劣，使用是否得当，将直接影响消毒效果和工作效率。掌握和了解喷雾器的性能原理、操作与维护，在消毒工作中起着至关重要的作用。

喷洒技术是指利用喷雾器的雾化性能，将药剂雾化形成大量的细微雾滴并喷洒出去，使药剂接触有害微生物，达到杀灭有害微生物的目的。其核心是针对不同的消毒对象和环境条件选择不同的喷洒设备。通过对雾滴大小的控制，最大限度地发挥消毒剂的性能，并减少药剂的浪费和对环境的污染。

一、喷雾消毒

喷雾，即将药液雾化并喷射出去的过程。喷雾器由三大件构成，即储药桶、动力和雾化器。不同的器械和不同的雾化器会喷射出不同的雾滴和不同的效果。

常量喷雾：喷雾时产生的雾粒直径≥200μm，属于高容量（常量）喷雾。

低容量喷雾：喷雾时产生的雾粒直径为50~200μm，正常情况下为75~150μm。喷药量为0.5~30升/亩；属于低容量喷雾。

（一）常量喷雾器消毒

1.适用范围

其适用于室内空气、居室表面和家具表面的消毒。

2.消毒原理

用常量喷雾器进行消毒剂溶液喷雾，首先将消毒药剂直接喷洒在所需处理的表面，以使物体表面全部润湿为度，使之与环境表面上的微生物颗粒充分接触，作用至规定时间，以杀灭物体表面的微生物。

3.消毒方法

消毒污染的房间、厕所、走廊等表面时，用500~1000mg/L有效氯或2000mg/L过氧乙酸消毒液，其用量因所处理表面的性质不同而异，以喷洒均匀、透湿和不流水为限。

4.注意事项

喷雾时消毒人员应做好个人防护,佩戴防护手套、口罩和眼镜,必要时戴防毒面罩、穿防护服。喷雾前应将室内易腐蚀的物品,如金属、电子等设备,书籍、字画等物品盖好,并将食品、餐(饮)具、衣被等收好。

5.常量喷雾器器械的要求

选用常量喷雾器,喷雾的粒子不能太小,否则粒子会产生飘移,不容易附着在墙面上,造成药剂浪费和环境污染,也容易污染操作者,容易导致皮肤、呼吸道、眼睛受到刺激等。喷洒的药液量根据喷洒表面的吸水情况而有所不同,一般为 100~500mL/m²。除空气传播的传染病对墙壁消毒的高度需要到墙面的顶端外,其他传染病对墙壁消毒的高度均为 2m。喷雾顺序宜先上后下,先左后右,每幅之间有 5cm 交叠,喷洒从墙面顶端到地面,用一个向下的动作完成一幅,然后向旁边迈出一步,再从地面到墙面顶端。为保证正确的幅宽,保持喷杆头距墙45cm。当向墙面的顶端喷洒时,身体向前倾斜;当喷头向下时,身体则回到原位。

(二)气溶胶喷雾器消毒

气溶胶喷雾技术是在 20 世纪 50 年代开始研究,于 20 世纪 60 年代试用,到20 世纪 70 年代推广的一项技术。气溶胶喷雾技术是利用一种特制的雾化器,将消毒剂通过高速离心分散或高速气流撞击,雾化成细小均匀的雾滴(粒子容量中值直径小于 30μm),撞击或附着到微生物上并发挥作用。

1.适用范围

其适用于无人状态下的室内外空气消毒。

2.消毒原理

用气溶胶喷雾器将消毒液雾化成直径 20μm 以下的微小粒子,在空气中均匀喷雾,使之与空气中的微生物充分接触,以将其杀灭。

3.消毒方法

采用 3%的过氧化氢、5000mg/L 的过氧乙酸、500mg/L 的二氧化氯等消毒液,按照 20~30mL/m³ 的用量加入气溶胶喷雾器中,接通电源,即可进行喷雾消毒。消毒前关好门窗,喷雾时按照先上后下、先左后右、由里向外,先表面后空间,循序渐进的顺序依次均匀喷雾。作用时间:过氧化氢、二氧化氯为 30~60min,过氧乙酸为 1h。消毒完毕后,打开门窗彻底通风。

4.注意事项

喷雾时消毒人员应做好个人防护,佩戴防护手套、口罩,必要时戴防毒面罩、穿防护服。喷雾前应将室内易腐蚀的物品,如金属、电子等设备,书籍、字画等物品收好。

5.气溶胶喷雾器的要求

喷雾器喷头的雾化性能要达到气溶胶喷雾的要求,即喷出的消毒剂的粒子容量中值直径小于 $100\mu m$,好的气溶胶喷雾器的雾粒容量中值直径可达 $20\mu m$ 左右。在进行对飞机进行气溶胶喷雾消毒时,喷雾粒子应小于 $80\sim120\mu m$(粒子沉降)。

评价气溶胶喷雾器好坏的一个重要指标是雾化性能,雾化性能有两个方面的含义:①雾粒细度,是指雾粒的容量中值直径,大小主要取决于喷头的结构设计及采用的雾化方式;②粒子均匀度,是指雾粒的大小均匀程度,取决于雾化方式和制造工艺。均匀度通常用扩散系数(DR)来表示,DR=NMD/VMD,DR 值越接近 1 越好,若 DR 值等于 1,说明雾粒谱中每一个雾粒的大小都是一样的。通常认为气溶胶喷雾器雾化的粒子扩散系数大于 0.67,就可以认为喷雾器的雾化性能良好。

二、喷雾器的雾化原理与分类

(一)常用喷雾器的雾化原理

热力雾化:利用高温气流将药液(一般为油剂)急剧汽化并喷出,与空气接触后产生温差而形成雾状($<10\mu m$)。

离心雾化:利用高速转盘的离心力将药液甩出变成细小的雾滴,然后漂移到目标物($<50\mu m$)。

气力雾化:高速气流将药液吹散成细小的雾滴,然后由气流扩散到空间($51\sim100\mu m$)。

液力雾化:利用施加在药液上的压力将药液经切向斜孔快速喷出,与空气撞击,从而形成细小的雾滴($>100\mu m$)。

(二)喷雾器的雾滴分类(根据雾滴直径大小)

气雾:也称气溶胶,粒径$<50\mu m$,分为热性气溶胶和冷性气溶胶。热雾发生

器所产生的油雾即为热性气溶胶,气雾罐和各种气溶胶喷雾机产生的雾为冷性气溶胶(表4.1)。

弥雾:粒径为50~100μm,由机动弥雾机或电动喷雾机产生。

细雾:粒径为101~200μm,手动喷雾器喷嘴孔径小于0.7mm,因压力适中而产生。

中雾:粒径201~400μm,因手动喷雾器喷嘴孔径大于1mm而产生。

粗雾:粒径大于400μm,由手动或机动高容量喷雾机所产生。

表4.1 雾滴尺寸的分类及使用范围

雾滴中径 VMD	雾滴分类	使用范围
<50μm	气雾滴	超低容量喷雾
50~100μm	弥雾滴	超低容量喷雾
101~200μm	细雾滴	低容量喷雾
201~400μm	中雾滴	高容量喷雾
>400μm	粗雾滴	常规喷雾

(三)喷雾器器械分类

按雾化原理分为热力雾化、气力雾化、液力雾化、离心雾化等,按携带方式分为手持式、手提式、背负式、手推式、车载式、飞机装载等,按雾化动力分为手动式、机动式和电动式(直流、交流),按使用环境分为室内使用或家用、室外环境使用用,按处理方式分为空间喷洒用和表面滞留喷洒用(表4.2和表4.3)。

表4.2 常用喷雾器分类

环境	方式	喷雾量级	携带方式	雾化动力
室外	滞留喷洒	小型	手持、手提、背负	手动压力
		中型	背负、担架、轮式	电动、机动
		大型	轮式、车载、飞机载	机动
	空间喷洒	中型	背负、轮式	机动
		大型	车载、飞机载	机动
室内	滞留喷洒	小型	手持、手提、背负	手动压力
		中型	轮式	电动
	空间喷洒	小型	手提	电动
		中型	轮式	电动

表 4.3　喷雾器械的分类与基本性能

类型	喷雾量(mL/min)		雾滴直径(VMDμm)		药剂容量(L)		自重(kg)	携带方式
	滞留喷洒	空间喷洒	滞留喷洒	空间喷洒	滞留喷洒	空间喷洒		
小型	<1000	<300	50~150	0.5~100	<20	<5	<20	手持、手提、背负
中型	1000~5000	200~2000	50~250	10~150	20~50	5~15	10~50	手提、背负、轮式
大型	>5000	>2000	>100	10~200	>50	>10	>50	轮式、车载、飞机载

三、常用疫源地的喷雾器消毒

(一)手动储压式喷雾器

1.喷雾原理

通常由人为打气加压操作并通过气压的压力喷洒出来,也称为常量喷雾器。其特点有重量轻、容量较大、操作简单、使用方便、喷头可调成线状或雾状。手动储压式喷雾器有直式手压力(图 4.1a)、背负式压力(图 4.1b)和手扣式三种形式。手动储压式喷雾器的主要部件均在桶身内,因此可有效地防止渗漏。目前国外最先进的机型是泵和气室合一,并内置于药箱内的背负式压力手动喷雾器,药箱容量从 5~20L 不等,塑料桶身。直式手动喷雾器是目前滞留性喷洒常用的喷雾器,主要品牌有美国哈逊(Hudson)、卓品(Chapin)等。

2.适用范围

其适用于室内外的消毒,可对各种环境进行滞留喷洒。是小型室内空间防治有害生物和卫生消毒的常用工具。

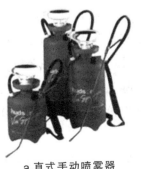
a.直式手动喷雾器

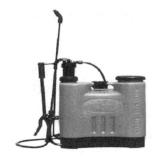
b.背负式手动喷雾器

图 4.1　手动喷雾器类型

3.使用方法(以 Hudson 喷雾器为例)

● 安装:将各个零件擦拭干净,按照使用说明书将各部分进行组装,安装时要注意各部位的正确位置。

● 试喷:在皮碗打气拉杆和加长拉杆处抹少量润滑油,液桶内加少量清水,打气到一定压力试喷。检查各连接处有无漏气、漏水,以及喷雾是否正常。

● 装药液:需要加药液时,必须先放空桶内余气后再加药液,以免发生危险。将配好的药液过滤后倒入桶内,不能超过标准线,保持桶内有一定的空间贮存用以压缩气体。

● 打气:装好泵体旋紧,不漏气、不漏水即可打气。有的喷雾器压力达到一定程度可自动排气,没有排气设备的喷雾器则气压不宜太足。Hudson X-Pert67322AD 喷雾器自带压力表,一般情况下气泵每压一次可以升高大约 6.90kPa,可以打气约至 379.5kPa,只要保持压力高于 172.5kPa,就可以保证喷头流量的恒定性。

● 喷雾:雾滴大小与压力强度有关,喷头能够调成线状或雾状,可根据杀灭对象和环境,调整喷头进行喷洒。进行墙面滞留性喷洒时,用 Hudson X-Pert 67322AD 喷雾器进行,选用 8002 型扇形喷头,当压力在 172.5kPa 以上时,喷头流量是(760±15)mL/min,喷头距墙 45cm 时,喷幅是 75cm。根据压力、流量、墙面吸水量来确定喷头的移动速度,控制喷洒时间。

● 后续工作:喷洒作业结束后,通过排气阀进行排气,待压力降到正常水平时,打开喷雾器桶盖,将剩余药液按照要求进行处理。清水冲洗喷雾器药箱,并适量打气后喷洒一定量的清水来冲洗喷头和橡皮管,最后置于通风干燥处保存。

● 安全使用注意事项:上下抽动打气时,塞杆不宜抽出太长,应直上直下,不能歪斜,以免折断塞杆;慢抽、快压可以提高打气效果。桶体应保持竖立,不可倒挂或横放着使用。需要加药液时,必须先放空桶内余气后再加药液,以免发生危险。喷雾时,不能随便晃动或摇晃喷杆,以免引起接头部位松动、漏水、漏气,甚至破裂损坏。喷雾器在使用过程中应避免碰撞和接触高温、腐蚀性强的物质,以免损伤喷雾器,特别是喷头。若喷头阻塞,用清水清洗或用非金属工具使之通畅。

● 维护保养:作业完毕后应将桶内余气放掉,倒出药液,将桶内及打气筒用清水清洗并打气,用喷雾清洗软管、喷杆和喷头。清除并抹干喷雾器表面的灰尘、污物、药液和水。放置在阴凉、干燥和通风的地方。如较长时间不使用,则应将喷杆、软管卸下,各连接部位涂抹少量润滑油,将其包装存放。

(二)机动喷雾器

1.喷雾原理

一般用小型四冲程或二冲程汽油或柴油机作为动力(四冲程相较二冲程设备动力更强,噪声更小),带动柱塞泵加压后自吸药液,通过喷洒部件进行喷雾。其特点是机动灵活,不受电源限制。根据机动喷雾器机构设计形状的不同分为手推式、背负式和车载式;根据喷雾颗粒直径大小的不同分为常量喷雾器和气溶胶喷雾器(图4.2)。常见的设备有 B&G Versa-Fogger 和宝特星(图4.2)等。

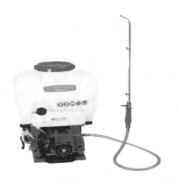

a.背负式机动常量喷雾器

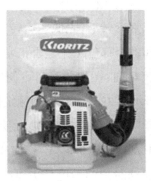

b.背负式机动气溶胶喷雾器

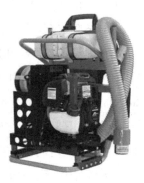

c.B&G　Versa-Fogger 气溶胶喷雾器

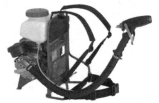

d.宝特星气溶胶喷雾机

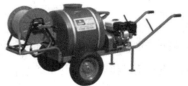

e.手推式机动常量喷雾器

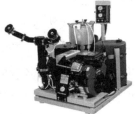

f.车载式机动气溶胶喷雾器

图4.2　机动喷雾器类型

2.适用范围

其雾滴直径为 20~100μm 可做弥雾。其功效高,喷幅宽,适用于户外绿植(绿篱喷洒)、公园等室外环境,可大面积快速杀虫、防疫、消毒等。

3.使用方法

● 启动前的准备:检查各部位安装是否正确、牢固。如为新机,首先要排除缸体内封存的机油。其方法为:卸下火花塞,用拇指堵住火花塞孔,然后用起动绳拉几下将多余的油喷出。检查压缩比,转动起动轮,观察活塞接近上死点时曲轴是否能很快地自动越过死点一个角度。检查压缩气体对活塞向下推动的大小,以及火花塞跳火的情况,一般蓝火花为正常。检查油路系统是否通畅。

● 启动:在油箱内加入按规定配置并经沉淀过滤的燃油,打开燃油门开关。推拉线门开关至 1/3~1/2 位置,适当调整阻风门。冷机及新机应关闭 2/3,热机可全开,按压加油针,起动拉绳,将起动轮向上缓拉 3~5 次,使燃油进入气缸,最后迅速拉动即可启动,启动后将阻风门打开。

● 试喷:确认发动机正常运转后,先低速运转 2~3min 再进行喷洒,检查各连接处有无渗漏,喷雾功能和各个部位工作是否正常。

● 喷雾:将药液加入药箱内,在加药液时可使发动机低运转,药液量不要太满,盖紧盖子,适当调整发动机油门,使其达到额定转速并稳定工作。打开喷雾开关,药液呈雾状喷出。机动喷雾器多在室外喷洒使用,应顺风施药,注意风向变化,及时改变走向。作业中发现机器运转异常,应立即停机检查。

● 安全使用:汽油机起动时油门力度较大,应在启动后立即关小油门,待发动机稳定后转入正常工作。在起动发动机前,必须使药液开关停在关闭位置,否则会发生事故。停机时,先关上药液开关,再关小油门,待运转 3~5min 后再关闭油门,切忌骤然停机。

● 维护保养:工作结束后,应将药箱内残存的药液倒出,用清水清洗药箱和管道,清理机器表面的尘土和污浊。喷杆、喷头的内管壁要用机油涂抹,以免受潮生锈。机器应放置于干燥、通风及清洁的地方,避免日晒和高温。

(三)背负式机动喷雾器

1.喷雾原理

背负式机动喷雾器是由贮液桶经滤网、连接头、抽吸器(小型电动泵)、连接管、喷管、喷头依次连接且连通构成的(图4.3)。抽吸器是一个小型电动泵,经电线及开关与电池

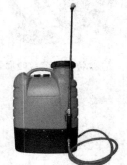

图4.3　背负式机动喷雾器

连接,电池盒装于贮液桶底部。机动喷雾器的优点是取消了抽吸式吸筒,从而有效地消除了药液外漏的缺点,并且省力,电动泵压力比手动吸筒的压力大,扩大了喷洒距离和范围,雾化效果好。由于筒内的压力较为稳定,喷出雾滴的大小较为均衡。

2.适用范围

常用的背负式机动喷雾器的雾滴直径为 $100~200\mu m$,属常量喷雾,适用于室内外、垃圾堆(场)、绿化带等场所较大面积的滞留喷洒消毒。

3.使用方法

提前测试电量是否充足,水泵工作是否正常,试喷时检查手柄和喷嘴是否有漏液、漏气的现象。开始喷洒时先打开药液开关,再打开电源开关;结束喷雾时应先关闭电源开关,再关闭药液开关,避免药液滴漏而损坏设备。在机动喷雾器的喷洒中,如发现压力下降,电机转速减慢,说明电力不足,需要及时充电。一般充电一次可连续工作 4~6h。每天使用机动喷雾器后应及时充电。如果长时间不用,一般 1~2 个月充电一次。

(四)气溶胶喷雾器

1.喷雾原理

气溶胶喷雾器(别称微粒子喷雾器,图 4.4)是目前具有国际水平的机动气溶胶喷雾设备,该机采用气流雾化原理将药液以高速和极微细的雾状颗粒喷出,流

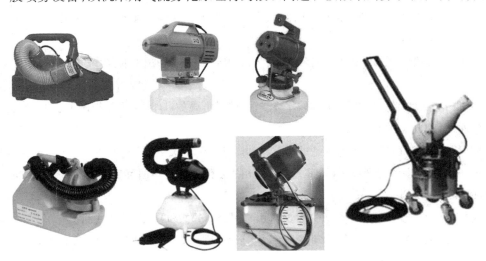

图 4.4 手携式电动气溶胶喷雾器

量可达 300mL/min，喷射距离最远可达 8m。

2.适用范围

由于药液雾状颗粒直径一般在 50μm 以下（俗称气溶胶状），可在空气中形成密实的网状并部分悬浮在空气中一段时间，可以达到空气消毒的最佳效果。适用于医院、宾馆、机场等公共场所的消毒、杀虫和加湿等。

3.使用方法

操作简便与气溶胶喷雾器相似，使用人员携带及更换药液方便，液罐容量为 2L 和 4L 等，喷射距离 1~8m，喷雾流量 10~300mL/min，并且可以随意调节，在最大功率的输出状态下粒谱直径≤20μm。可以对空气、物体及织物表面等进行多种角度的喷洒消毒，极细的气溶胶雾状颗粒可以悬浮于空气中，具有很强的穿透力，可达到充分消毒杀菌的目的。

参考文献

[1] 钱万红,王忠灿,吴光华.实用消毒技术[M].北京:人民卫生出版社,2010.

[2] 廖兴发.消毒灭菌操作鉴定技术标准与效果监测检验控制规范应用手册[M].北京:人民卫生出版社,2002.

[3] 张文福.现代消毒学新技术与应用[M].北京:军事医学科学出版社,2013.

[4] 周胜军,朱子犁,何光怀,等.一种二氧化氯空气消毒机的杀菌效果观察[J].中国消毒学杂志, 2012,29(4):279-281.

[5] 王妍彦,张伟,班海群,等.等离子体对空气消毒效果影响因素的研究[J].中国卫生检验杂志, 2014(10):106-107.

[6] 谢斌,宁群,庞秀清,等.手术室空气消毒方法的研究进展[J].中国消毒学杂志,2018,35(7): 531-533.

[7] 邱一奇,康江滨,钟志新.医用等离子体空气消毒净化器的机理特点和维护保养[J].医疗装备,2013,26(11):70-71.

[8] 消毒技术规范(2002 年版)[S].中华人民共和国卫生部,2002.

[9] 李丹荣,何冬红.紫外线消毒灯的应用及其相关标准分析[J].中国医疗器械信息杂志,2006 (11):44-63.

[10] WS/T368—2012.医院空气净化管理规范[S].中华人民共和国卫生部,2012.

[11] GB/T31715—2015.病媒生物化学防治技术指南 滞留喷洒[S].中华人民共和国国家卫生和计划生育委员会,2015.

［12］GB/T31714—2015.病媒生物化学防治技术指南 空间喷雾［S］.中华人民共和国国家卫生和计划生育委员会,2015.

［13］GB19193—2015.疫源地消毒总则［S］.中华人民共和国国家卫生和计划生育委员会,2015.

［14］段金花,钟向明,汤向东,等.大型车载式超低容量喷雾机在登革热媒介控制中的应用［J］.中华卫生杀虫药械,2017,23(1):26-29.

［15］辛正,王东,韩招久,等.滞留喷洒技术在病媒生物防治中的应用［J］.中华卫生杀虫药械,2016,22(3):209-215.

第五章 防护用品及使用方法

消毒人员不用直接接触患传染病的患者,但在进行随时消毒和终末消毒时,消毒人员可能暴露于患者的体液、血液、分泌液、排泄物及高浓度的消毒剂,因此消毒人员必须做好个人防护。根据处理传染病的类别选用工作服、隔离衣或者防护服;接触高浓度的消毒液应佩戴手套,喷洒消毒剂时应佩戴口罩。

第一节 防护服、隔离服和一次性医用手套

一、防护服

1.定义

广义的医用防护服包括防护服和隔离服,符合 YY/T1498—2016 和 YY/T1499—2016 行业标准。一次性防护服于 2003 年开始在国内常见,最新标准为 GB19082—2009。防护服(图 5.1)多为复合材料,制作时需要基布、涂层剂、黏合剂、阻燃剂、抗菌剂等。防护服应具有良好的防水、抗静电、过滤效率和无皮肤刺激性,穿脱方便,结合部位严密,袖口和脚踝口应为弹性收口。防护服的布料接缝处用胶条来密封,也称胶条型防护服。

2.使用范围

传染性非典型肺炎、人感染高致病性禽流感、埃博拉出血热、新型冠状病毒肺炎等。

3.防护服的分类

一次性防护服按结构分类,可分为连体式防护服和分体式防护服;按涂层材料分类,可分为聚四氟乙烯(PTFE)膜层压织物、聚氨酯(Pu)涂层织物、热塑性聚氯酯(TPU)涂层非织造布等。

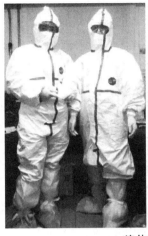
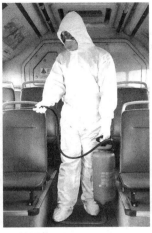
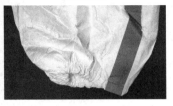

b.防护服布料接缝处的
蓝色胶条

a.连体式防护服

c.防护服袖口处的弹性收口

图 5.1　防护服

4.防护服的穿脱方法

穿防护服时,连体或分体防护服都应遵循下衣→上衣→帽子→拉链的顺序;注意贴好胶条;脱防护服时,分体防护服应先将拉链拉开,向上提拉帽子,使帽子脱离头部,再脱袖子和上衣,将污染面向里放入医疗废物袋内;脱下衣时,由上向下边脱边卷,污染面向里,脱下后放入医疗废物袋内。脱连体防护服时,先将拉链拉到底,向上提拉帽子,使帽子脱离头部,脱袖子时由上向下,边脱边卷,污染面向里直至全部脱下后放入医疗废物袋内。

二、隔离服

1.定义

隔离服(图 5.2)是用于保护消毒人员避免受到血液、体液和其他感染性物质污染的防护用品。根据与患者接触的方式,包括接触感染性物质的情况及隔离服阻隔血液和体液的可能性选择是否穿隔离服。隔离服区别于手术服的特点是,隔离服腰带要系到前面以方便自己脱下。一次性隔离服符合 GB19082—2009 标准,可重复使用隔离服符合 YY/T0506 系列标准。

2.适用范围

其适用于鼠疫、霍乱、甲型病毒性肝炎、戊型病毒性肝炎、麻疹、流行性腮腺炎、脊髓灰质炎、流行性出血热、狂犬病、伤寒、副伤寒、细菌性痢疾、猩红热、白喉、百日咳、流行性脑脊髓膜炎、炭疽、肺结核、HIV 感染、手足口病、梅毒、淋病等。

3.隔离服的分类

其按使用时间可分为一次性隔离服(非织造布)和可重复使用的隔离服。

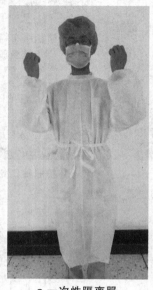 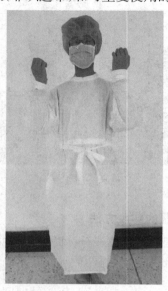

a.一次性隔离服 　　　　 b.可重复使用的隔离服

图 5.2　隔离服

4.隔离服的穿脱方法

穿隔离服时,右手提衣领,左手伸入袖内,右手将衣领向上拉,露出左手换左手提衣领,右手伸入袖内,露出右手,勿触及面部。双手捏衣领,由衣领中央顺着边缘向后系好颈带,再扎好袖口,将隔离衣一边(约在腰下 5cm 处)渐向前拉,见到边缘捏住。同法捏住另一侧边缘,双手在背后将衣边对齐,向一侧折叠,一只手按住折叠处,另一只手将腰带拉至背后折叠处,交叉腰带,再回到前面将带子系好。

脱隔离服时,解开腰带,在前面打一活结,解开袖带,塞入袖袢内,充分暴露双手,进行手部消毒,解开颈后带子,右手伸入左手腕部袖内,拉下袖子,用遮盖着的左手握住右手隔离衣袖子的外面,拉下右侧袖子,双手转换逐渐从袖管中退出,脱下隔离服。左手握住衣领,右手将隔离服两边对齐,污染面向外悬挂污染区(如果悬挂污染区外,那么污染面向里)。脱下隔离衣,要将污染面向内,卷成包裹状,丢至医疗废弃物容器内或放入回收袋中。

三、一次性医用手套

1.一次性使用医用手套符合 YY/T0616—2016 系列行业标准

为避免手套所含物质导致使用者过敏,行业标准规定手套应不含有或不涂滑石粉末(硅酸镁),含天然橡胶乳的医用手套其最小包装上应标有相关符号等。

2.分类

一次性使用的灭菌橡胶外科手套多为独立包装,符合 GB7543—2006 标准,尺寸分为 5、5.5、6、6.5、7、7.5、8、8.5、9 和 9.5。一次性使用医用橡胶检查手套,应符合 GB10213–2006 标准,尺寸分为 6 和 6 以下,6.5、7、7.5、8、8.5、9 和 9 以上。以上两个标准将橡胶手套分为天然乳胶手套和丁腈手套(图 5.3),根据表面形式又分为麻面、光面、有粉表面和无粉表面。麻面手套拾取物品较方便,有粉手套便于穿戴。

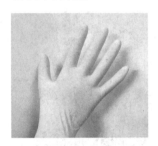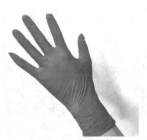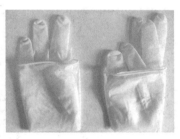

a.一次性乳胶手套　　　　b.一次性丁腈手套　　　　c.一次性乳胶外科手套
(筒口已翻折)

图 5.3　一次性手套

3.穿脱手套的注意事项

戴手套时,注意查看手套是否破损;检查手套的气密性,将手套从袖口部向上卷,稍用力将空气压至手掌及手指部分检查上述部位有无漏气,注意最后将手套筒口套在工作衣袖外面,必要时佩戴双层手套。

脱手套时,用戴着手套的手捏住另一只手套污染面的边缘将手套脱下,用脱下手套的手捏住另一只手套清洁面的边缘将手套脱下,用手捏住手套将其丢至医疗废弃物容器内,然后进行手部消毒。

四、其他防护用品

1.护目镜

护目镜(图 5.4)要符合 GB14866–2006 标准要求,用于二级防护。

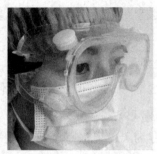

图 5.4　护目镜

2.鞋套和胶靴(图 5.5)

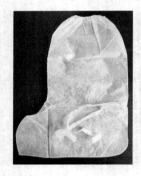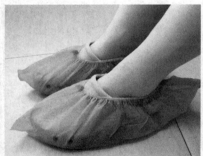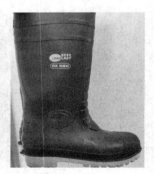

图 5.5　一次性鞋套和胶靴

3.帽子(图 5.6)

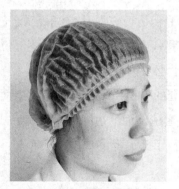

图 5.6　一次性医用帽子

第二节　在传染病现场处置中,呼吸防护用品的选择、使用与维护

呼吸防护用品是用于防止有毒及有害物质吸入呼吸器官后,对人体造成伤害的个人防护装备。在传染病现场处置过程中,选择适宜的呼吸防护用品能够有效地阻断传播途径,保护易感人群。

一、呼吸防护用品的分类

呼吸防护用品的分类方法有很多,主要可以归纳为以下几种。

(一)按防护原理分类

1.过滤式呼吸防护用品

过滤式呼吸防护用品是依据过滤吸收的原理,利用过滤材料滤除空气中的有毒和有害物质,将受到污染的空气转变为清洁空气供人员呼吸使用。过滤式呼吸防护用品的防护效果主要跟过滤效率(是指在规定的检测条件下,过滤元件滤除含菌悬浮粒子、颗粒物的百分比)有关。过滤式又可分为随弃式(一次性使用后弃置)和可更换式(更换过滤元件后重复使用)。

空气中存在很多污染物,主要有气态的和颗粒状的。气态的包括气体和蒸汽,颗粒状的包括粉尘、烟、雾和微生物。空气中的微生物包括各种细菌、病毒、孢子、霉菌、花粉等,因此微生物也属于颗粒物。

2.隔绝式呼吸防护用品

隔绝式呼吸防护用品是依据隔绝的原理,将人员的呼吸器官与外界受污染的空气隔开,依靠自身携带的气源或靠导气管引入受污染环境以外的洁净空气以供呼吸使用。

(二)按供气原理和供气方式分类

1.自吸式呼吸防护用品

自吸式呼吸防护用品是指靠佩戴者自主呼吸并克服部件阻力的呼吸防护用品。

2.自给式(携气式)呼吸防护用品

自给式(携气式)呼吸防护用品是指以压缩气体钢瓶为气源供气,保障人员

正常呼吸的呼吸防护用品。

3.动力送风式呼吸防护用品

动力送风式呼吸防护用品是指依靠动力克服部件阻力、提供气源,保障人员正常呼吸的防护用品。

(三)按呼吸防护用品的形状分类

1.半面罩呼吸防护用品

半面罩呼吸防护用品是指能罩住口、鼻,或口、鼻和下颌的面罩。

2.全面罩呼吸防护用品

全面罩呼吸防护用品是指能罩住眼、鼻和口,并与头面部紧密结合的面罩。

3.送气头罩呼吸防护用品

送气头罩呼吸防护用品应用于正压式呼吸防护用品的送气导入装置,能完全罩住眼、鼻、口至颈部,也可罩住部分肩部或与防护服连用。

(四)按呼吸用品内的压力模式分类

1.正压式呼吸防护用品

正压式呼吸防护用品是指使用时在呼吸循环过程中,面罩内压力均大于环境压力的呼吸器。

2.负压式呼吸防护用品

负压式呼吸防护用品是指使用时在呼吸循环过程中,面罩内压力在呼吸阶段均小于环境压力的呼吸器。

隔绝式和动力送风式呼吸防护用品,多采用钢瓶或转用供气系统供气,一般为正压式呼吸防护用品;过滤式呼吸器多靠自主呼吸,一般为负压式。正压式呼吸器可避免受外界污染或空气的漏入,防护安全性更高。

二、常用呼吸防护用品介绍

(一)口罩

1.一次性使用医用口罩(图 5.7a)

《一次性使用医用口罩》(YY/T 0969–2013)从 2014 年 10 月 1 日起开始实施,该口罩覆盖使用者的口、鼻和下颌,属于负压式半面罩,用于普通医疗环境中的佩戴,用来阻隔口腔和鼻腔呼出或喷出污染物的一次性使用口罩,细菌过滤效率不小于95%。

2.医用外科口罩(图5.7b)

《医用外科口罩》(YY 0469–2011)从2013年6月1日起开始实施,该口罩覆盖使用者的口、鼻和下颌,为防止病原体微生物、体液、颗粒物等的直接透过提供物理屏障,用于临床医务人员在进行有创操作过程中的佩戴,细菌过滤效率不小于95%,非油性颗粒的过滤效率不小于30%。

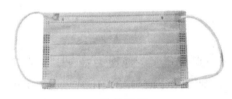 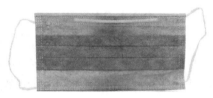

a.一次性口罩　　　　　　　　　　b.医用外科口罩

图5.7　口罩

3.医用防护口罩(图5.8)

《医用防护口罩技术要求》(GB 19083–2010)从2011年8月1日起开始实施,该标准参照了欧洲国家、美国等相关标准,结合我国产品的技术水平,除对材料的性能进行了规定外,还增加了密合性等对产品整体性能的评价。符合标准的口罩,属于负压式半面罩,能够滤过空气中的颗粒物,阻隔飞沫、血液、体液、分泌物等,包括传染性病毒。过滤材料并不是简单阻隔,而是通过扩散效应、拦截效应、惯性效应、重力效应和静电效应的综合作用。符合标准的口罩对非油性颗粒过滤效率不低于95%,最高过滤效率大于等于99.97%。

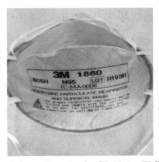 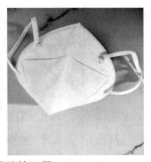

图5.8　医用防护口罩

4.N95系列防护口罩

符合美国国家职业安全卫生研究所(NIOSH)认证等级过滤标准的口罩,根据 NIOSH 对过滤材料的分类定义,其认证的 9 种口罩有 3 种系列,分别是 N(不耐油)系列、R(耐油)系列和 P(防油)系列,均属于负压式半面罩。

颗粒物是指悬浮在空气中的固态、液态或固态与液态的颗粒状物质,如粉尘、烟、雾、微生物等,可分为油性颗粒物和非油性颗粒物。油性颗粒物和非油性颗粒物的区别,简单来说就是烹调炒菜产生的油烟属于油性颗粒物,而人说话或咳嗽产生的飞沫属于非油性颗粒物。一般情况下,细菌、病毒和血液都属于非油性的。

(1)N 系列

N 系列防护非油性悬浮颗粒,无时限限制。包括以下 3 种级别。①N95:过滤效果达到 95%以上。②N99:过滤效果达到 99%以上。③N100:过滤效果达到99.97%以上。

(2)R 系列

R 系列防护非油性悬浮颗粒及含油性悬浮颗粒,用于油性颗粒物的防护时,使用时间不超过 8h。包括以下 3 种级别。①R95:过滤效果达到 95%以上。②R99:过滤效果达到 99%以上。③R100:过滤效果达到 99.97%以上。

(3)P 系列

P 系列防护非油性悬浮颗粒及含油性悬浮颗粒,用于油性颗粒物的防护时,使用时间应遵循制造商的建议。包括以下 3 种级别。①P95:过滤效果达到 95%以上。②P99:过滤效果达到 99%以上。③P100:过滤效果达到 99.97%以上。

(4)其他地区和国家符合类 NIOSH 认证等级过滤标准的口罩

欧盟 EN149 标准。①FFP1:最低过滤效果大于 80%。②FFP2:最低过滤效果大于 94%。③FFP3:最低过滤效果大于 97%。

澳洲 AS1716 标准。①P1:最低过滤效果大于 80%。②P2:最低过滤效果大于94%。③P3:最低过滤效果大于 99%。

日本 MOL 标准。①DS1:最低过滤效果大于 80%。②DS2:最低过滤效果大于99%。③DS3:最低过滤效果大于 99.9%。

5.一次性使用医用口罩、医用外科口罩和医用防护口罩的区别

一次性使用医用口罩。个体防护是基于标准预防前提的双向防护,患者佩戴一次性使用医用口罩,主要目的是保护医务人员。

医务人员佩戴医用外科口罩,主要目的是保护患者,不对口罩佩戴者提供呼吸防护,可降低佩戴者呼气所携带的微生物进入空气,也可同时防止患者产生的污染性体液污染口罩佩戴者,一般为非密合性结构设计。

医用防护口罩既能提供对佩戴者的呼吸防护,也具有医用外科口罩的所有性能,属于密合型面罩。

(二)呼吸器

1.自吸过滤式防颗粒物呼吸器

《呼吸防护用品:自吸过滤式防颗粒物呼吸器》(GB 2626-2006)从 2006 年12月 1 日开始实施,符合标准的呼吸器适用于防护各类颗粒物,按照呼吸器面罩的形状分为半面罩和全面罩;按照呼吸器面罩的结构分为随弃式、可更换式半面罩和可更换式全面罩。

过滤元件是可更换式呼吸器的重要组成部分,由过滤材料或过滤组件构成,按照过滤性能分为 KN 和 KP 两类,KN 类适用于过滤非油性颗粒物,KP 类适用于过滤油性和非油性颗粒物。按照过滤效率水平分级,过滤元件的级别见表 5.1。

表 5.1　自吸过滤式防颗粒物呼吸器类别

过滤元件类型	面罩类别		
	随弃式面罩	可更换式半面罩	可更换式全面罩
KN 类	KN90 KN95 KN100	KN90 KN95 KN100	KN95 KN100
KP 类	KP90 KP95 KP100	KP90 KP95 KP100	KP95 KP100

注:"90""95""100"表示过滤效果达到 90%、95%、99.97%及以上。

2.长管呼吸器

《呼吸防护用品:长管呼吸器》(GB 6220-2009)从 2009 年 12 月 1 日起开始实施,符合标准的呼吸器使佩戴者的呼吸器官与周围的空气隔绝,通过长管输送清洁空气供佩戴者呼吸使用。按照供气方式可分为自吸式长管呼吸器(佩戴者依靠自主呼吸获得新鲜清洁的空气)、连续送风式长管呼吸器(以风机或空压机供气方式为佩戴者提供新鲜清洁的空气)和高压送风式长管呼吸器(以压缩空气或高压气瓶供气方式为佩戴者提供新鲜清洁的空气)3 种,按照面罩形状可分为半面罩、全面罩、开放型面罩和送气头罩。

3.动力送风过滤式呼吸器(PAPR)(图 5.9)

《呼吸防护用品:动力送风过滤式呼吸器》(GB 30864–2014)从 2015 年 6 月 1 日起开始实施, 符合标准的呼吸器为靠电动风机提供气流克服部件阻力的过滤式呼吸器。按照呼吸器内部的压力情况分为正压式过滤式呼吸器(呼吸器内部压力不低于外部环境的大气压力)和负压式过滤式呼吸器(呼吸器内部压力可能低于外部环境的大气压力),按照面罩的形状分为半面罩、全面罩、开放型面罩和送气头罩。

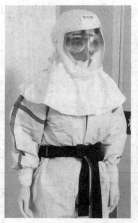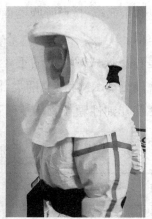

图 5.9 动力送风过滤式呼吸器

4.各种类型呼吸防护用品的关系

自吸过滤式防颗粒物呼吸器、长管呼吸器和动力送风过滤式呼吸器,这 3 种呼吸器相互包含又相互补充。

二、常用呼吸防护用品的选择、使用与维护

(一)基本原则

● 呼吸防护用品使用者需要经过专业的呼吸防护培训, 并重视呼吸保护的重要性,科学选择呼吸防护用品。

● 根据作业现场的实际情况,对现场环境空气的危害程度进行判断,识别有害环境的性质,以及判断其危险程度。应先采取有效措施控制现场的环境,尽可

能地降低现场环境的危险程度,选择适宜的呼吸防护用品。

● 在没有防护的情况下,任何人都不应该暴露在能够或可能危害健康的环境中。在危害健康的环境中,应始终佩戴呼吸防护用品,在使用中感到异味或有咳嗽、刺激、恶心等不适症状时,应立即离开作业环境,在安全区确定并排除故障后方可返回现场继续作业。若无故障,使用者应更换呼吸防护用品或过滤元件后继续作业。

● 任何呼吸防护用品的功能都是有限的,应让使用者充分了解所使用的呼吸防护用品的局限性,熟练掌握呼吸防护用品的使用方法。使用呼吸防护用品前应仔细阅读产品的使用说明和适用条件,检查产品的完整性,包括产品有效期、过滤元件的性能等,严格按照要求使用。

(二)呼吸防护用品的选择和使用

防护产品只是预防措施的一个方面,其有效性受适用性、佩戴时间、性能和使用方法的影响。任何个人防护用品的防护功能都是有限的。使用个人防护装备只能降低风险,但不能完全消除风险。安全有效的个体防护依赖于系统的个体防护措施,包括呼吸防护、眼面防护、皮肤防护、培训、管理制度等。

1.根据空气污染物的性质和种类选择呼吸防护用品

(1)颗粒物的防护

可选择隔绝式或过滤式的呼吸防护用品,若选择过滤式的呼吸防护用品应注意以下几点。

● 根据颗粒物的分散程度,选择能够同时过滤颗粒物及挥发气体的呼吸防护用品。

● 若颗粒物为液态或具有油性,应选择适合过滤元件的呼吸防护用品。

● 若颗粒物有放射性,应选择过滤效率最高等级的呼吸防护用品。

(2)有毒气体和蒸汽的防护

可选择隔绝式或过滤式的呼吸防护用品,若选择过滤式的呼吸防护用品应注意以下几点。

● 根据有毒气体蒸汽的种类选择适用的过滤元件。

● 对没有警示性或警示性很差的有毒气体或蒸汽,应选择隔绝式呼吸防护用品。

　·同时防护颗粒物、有毒气体和蒸汽,应选择隔绝式呼吸防护用品。

2.根据使用者头面部特征选用半面罩或全面罩的注意事项

　·若呼吸防护用品生产商或经销商可向使用者提供适合性检验,可帮助使用者选择适合的密合型面罩,适合性检验方法可参照《呼吸防护用品的选择、使用与维护》(GB/T 18664–2002)中附录 E 的方法。

　·使用者在选择密合型面罩时应预先刮净胡须,避免将毛发夹在面罩与面部皮肤之间。若使用者面部有瘢痕、凹陷的太阳穴、非常突出的颧骨、皮肤有褶皱、鼻部畸形等影响面部与面罩的密合时,应选择与面部特征无关的面罩。

3.根据使用者视力选用呼吸防护用品的注意事项

　·视力矫正眼镜不应影响面罩与面部的密合性。

　·若呼吸防护用品提供使用视力矫正镜片的结构部件,应按照产品的使用说明进行操作。

4.根据使用者身体的舒适程度选用呼吸防护用品的注意事项

　·确定作业人员是否承受物理因素(如高温)的影响,应选择能够减轻不良因素的影响、佩戴舒适的呼吸防护用品。

　·对有心肺系统疾病、对狭小空间和呼吸负荷存在严重心理应激反应的人员,应考虑其使用呼吸防护用品的能力。

5.使用呼吸防护用品前应进行气密性检查

在每次使用呼吸防护用品时,使用密合型面罩的人员应首先进行气密性检查,以确定使用人员面部与面罩之间有良好的密合性。若检查不合格,不应进入作业现场。气密性检查分负压气密性检查和正压气密性检查。

(1)负压气密性检查

简易型口罩负压气密性检查方法:使用者用双手或用一个不透气的塑料袋盖住面罩,然后使劲吸气,如果面罩密合良好,面罩将会向内略微塌陷。若感觉有气体从密封垫或鼻夹处漏入,需重新调整面罩的位置、头带松紧、鼻夹形状等,直至没有泄漏感为止。

橡胶面罩负压气密性检查方法:使用者将过滤元件的进气口用手堵住,或将进气管弯折以阻断气流。缓缓吸气,面罩会向内微微塌陷,屏住呼吸数秒,若面罩继续保持塌陷状态,说明密合性良好。否则应调整面罩位置、头带松紧等,直至没有泄漏感为止。

（2）正压气密性检查

简易型口罩正压气密性检查方法：使用者用双手或用一个不透气的塑料袋盖住面罩，然后使劲呼气，如果面罩密合不好，使用者会感觉有气流从泄漏处吹出，需要重新调整面罩位置、头戴松紧、鼻夹形状等，直至没有泄漏感为止。

橡胶面罩正压气密性检查方法：使用者堵住呼气阀，然后缓缓呼气，面罩会稍微隆起，若面罩能维持少许正压而无明显泄露感，说明密合良好。对某些有呼气阀阀盖设计的呼吸防护用品，检查时有可能需要取下阀盖，否则它会干扰检查，在这种情况下，正压气密性检查不宜常做。

（三）呼吸防护用品的维护

● 呼吸防护用品应贮存在清洁、干燥、无油污、无阳光直射和无腐蚀性气体的地方。

● 若呼吸防护用品不经常使用，应将其放在密封袋中贮存。贮存时应避免面罩变形，过滤元件应密封保存。

● 按照呼吸防护用品的使用说明的有关内容和要求，由受过培训的人员实施检查和维护，禁止擅自延长产品的使用寿命，一次性产品应一次性使用，禁止使用过期产品。

● 可更换式呼吸防护用品，使用后应清洗消毒，在清洗消毒前应将过滤元件取下，不得清洗过滤元件，再按照产品说明进行清洗消毒。许多化学品具有渗透性，表面清洁不能消除污染。正压呼吸器、送风头罩和呼吸管不应浸泡清洗，可进行外表面的清洁和消毒。

● 个人防护用品不应进行灭菌性消毒（利用臭氧、甲醛熏蒸、高温蒸煮、射线等进行消毒），如需要消毒可用季铵类消毒剂或次氯酸钠消毒剂浸泡或使用其他适用的消毒剂。

● 不使用动力送风呼吸器时，其充电电池会自动放电，需要定期充电，以维持电量。

（四）个体防护用品的穿脱顺序

1.自吸过滤式呼吸器的穿戴顺序

半面罩、随弃式口罩的穿戴顺序：口罩（半面罩），防护眼罩，防护服，手套，防护靴。

全面罩的穿戴顺序：全面罩，防护服，手套，防护靴。

2.动力送风过滤式、供气式、携气式呼吸器的穿戴顺序

重点注意：使用前先检查气压、流量，打开气源（电源）后再佩戴头罩、面具、头盔等；摘脱时应先摘下头罩、面具、头盔后，再关闭气源（电源）。

重点提示：总是最先佩戴口罩（呼吸器），最后摘口罩。防护用品的摘脱顺序与穿戴的顺序正好相反。

三、常见传染病呼吸防护用品的适用范围

医务人员及疫情处置人员，可根据不同的暴露风险或者不同的传染病种类，进行呼吸防护用品的选择（表 5.2）。

表 5.2　常用呼吸防护用品适用范围及要求

传播途径	病种举例	呼吸防护用品	标准要求
空气传播、近距离接触、飞沫传播	鼠疫、人感染 H7N9 禽流感、高致病性禽流感、炭疽、水痘、麻疹、风疹、流行性感冒、肺结核、流行性腮腺炎、脊髓灰质炎、猩红热、SARS（非典型性肺炎）、流行性出血热、白喉、流行性脑脊髓膜炎、手足口病、百日咳	医用防护口罩	GB 19083–2010
空气传播、飞沫传播、接触传播	埃博拉出血热、中东呼吸综合征	动力送风过滤式呼吸器	GB 30864–2014
接触传播	霍乱、伤寒、副伤寒、狂犬病、病毒性肝炎	医用外科口罩	YY 0469–2011

（一）低暴露风险

预计不会直接接触患者或患者的血液、体液、呕吐物、气溶胶飞沫、排泄物及其污染物品的人员为低暴露风险人员，呼吸防护应选择医用外科口罩，眼、面部防护根据是否有化学试剂喷溅的风险，选择佩戴眼罩或面屏。

（二）中暴露风险

直接接触患者或可能接触患者少量的血液、体液、呕吐物、气溶胶飞沫、排泄物及其污染物品的人员为中暴露风险人员，呼吸防护应选择医用防护口罩或可更

换式半面罩加防颗粒物滤棉(滤盒)的组合,眼、面部的防护根据是否有化学试剂喷溅的风险,选择佩戴眼罩或面屏。

(三)高暴露风险

可能接触大量患者的血液、体液、呕吐物、排泄物、气溶胶飞沫等,或实施侵入性操作、易产生大量气溶胶的操作等的人员为高暴露风险人员,呼吸和眼、面部防护应选择可更换式全面罩加防颗粒物滤棉(滤盒)的组合,或正压动力送风呼吸器加防颗粒物滤盒,如有化学品(试剂),要配置尘毒组合过滤元件。

参考文献

[1] 孙承业.突发事件卫生应急培训教材:中毒事件处置[M].北京:人民卫生出版社,2013.

[2] GB2626—2019.呼吸防护用品:自吸过滤式防颗粒物呼吸器[S].中华人民共和国国家质量监督检验检疫总局,2019.

[3] GB6220—2009.呼吸防护:长管呼吸器[S].中华人民共和国国家质量监督检验检疫总局,2009.

[4] GB/T18664—2002.呼吸防护用品选择、使用与维护[S].中华人民共和国国家质量监督检验检疫总局,2002.

[5] GB19083—2010.医用防护口罩[S].中华人民共和国国家质量监督检验检疫总局,2010.

[6] GB19193—2015.疫源地消毒总则[S].中华人民共和国国家质量监督检验检疫总局,2015.

[7] GB30864—2014.呼吸防护动力送风过滤式呼吸器[S].中华人民共和国国家质量监督检验检疫总局,2014.

[8] WS/T 313—2009.医务人员手卫生规范[S].中华人民共和国卫生部,2009.

[9] YY0469—2011.医用外科口罩[S].中华人民共和国国家质量监督检验检疫总局,2011.

[10] YY/T0969—2013.一次性使用医用口罩[S].中华人民共和国国家质量监督检验检疫总局,2013.

第六章 我国重点防控传染病

第一节 鼠疫

一、疾病简介

鼠疫被规定为国境检疫传染病,也是《中华人民共和国传染病防治法》规定的甲类传染病。鼠疫是典型的自然疫源性疾病,原发于啮齿动物并能引起人类鼠疫流行,传播媒介主要是跳蚤。人类鼠疫除有自身的流行规律外,更主要的是受动物鼠疫流行规律的影响。人类鼠疫由鼠疫菌引起,具有发病急、传播快、病死率高、传染性强等特点。曾席卷过世界各大洲的许多国家,给人类带来重大灾难。

二、流行病学

(一)传染源

- 啮齿类动物:各类疫源地主要宿主动物,如旱獭、黄鼠、沙土鼠、黄胸鼠、褐家鼠等。
- 食肉类动物:各类疫源地内的狗、狐狸、猞猁、艾鼬、郊狼等。
- 其他动物:喜马拉雅旱獭疫源地内的藏系绵羊、黄羊、马鹿、牦牛、骆驼等。
- 鼠疫患者:肺鼠疫患者。

(二)传播途径

- 蚤叮咬,经血传播:从啮齿类动物到蚤到人的传播。
- 飞沫传播:肺鼠疫从人到人的传播。
- 狩猎剥食染疫动物:鼠疫菌经皮肤或消化道感染的方式传播。

(三)鼠疫分类

鼠疫包括腺鼠疫、肺鼠疫、败血型鼠疫、皮肤鼠疫、眼鼠疫、脑膜炎型鼠疫、肠鼠疫、扁桃体鼠疫、无症状咽喉鼠疫等。

(四)流行季节

鼠疫的流行季节取决于各鼠疫自然疫源地动物鼠疫流行的季节变动。

- 在旱獭鼠疫疫源地,鼠疫流行高峰在 8~9 月,与人们捕猎旱獭活动密切相关。

- 在黄鼠鼠疫疫源地,鼠疫与褐家鼠鼠疫的流行季节相吻合。

- 在家鼠鼠疫疫源地,全年均有病例发生。

- 在长爪沙鼠鼠疫疫源地,鼠疫一年四季均可发生,但以 4~5 月为第一高峰,10~11 月为第二高峰。

三、临床表现

根据临床表现和发病特点,可将鼠疫分为轻型鼠疫、腺鼠疫、肺鼠疫、脓毒血症型鼠疫和其他类型鼠疫。不同的分型,潜伏期有所不同,腺鼠疫潜伏期为 2~8 天,肺鼠疫潜伏期为数小时到 2~3 天,曾预防接种者可延到 9~12 天。

(一)轻型鼠疫

轻型鼠疫患者有不规则低热,全身症状轻微,局部淋巴结肿痛,偶可化脓,无出血现象,多见于流行初期、末期及曾预防接种者。

(二)腺鼠疫

腺鼠疫最为多见,常发生于流行初期。急起寒战、高热、头痛、乏力、全身酸痛、恶心、呕吐、烦躁不安、皮肤瘀斑、出血。鼠蚤叮咬处引流区淋巴结肿痛,发展迅速,第 2~4 天达高峰。腹股沟淋巴结最常受累,其次为腋下、颈部及颌下淋巴结。由于淋巴结及周围组织炎症剧烈,患者常呈强迫体位。如不及时治疗,肿大的淋巴结会迅速化脓、破溃,于 3~5 天内因继发肺炎或脓毒血症导致死亡。治疗及时或病情轻缓者,肿大的淋巴结逐渐消散,伤口愈合后康复。

(三)肺鼠疫

肺鼠疫根据传播途径分原发性肺鼠疫和继发性肺鼠疫。

- 原发性肺鼠疫为呼吸道直接感染所致。多见于流行高峰,发展迅猛,急起高热,全身中毒症状明显,发病数小时后出现胸痛、咳嗽、咳痰症状,痰由少量迅速转为大量鲜红色血痰,呼吸困难与发绀迅速加重,肺部可以闻及湿性啰音,呼吸音减低,体征与症状常不相称。重症患者多于 2~3 天内死于心力衰竭和休克。

● 继发性肺鼠疫是在腺鼠疫和脓毒血症型鼠疫的基础上继发肺部感染,临床表现与原发性肺鼠疫相同。

(四)脓毒血症型鼠疫

其也称暴发性鼠疫,可分为继发性和原发性,原发性较少见。继发性脓毒血症型鼠疫病情发展迅速,短时间内出现全身毒血症症状、出血、神志不清、谵妄或昏迷。患者常于 3 天内死亡。患者皮肤广泛出血、瘀斑、发绀,死亡后尸体呈紫黑色,俗称"黑死病"。

(五)其他不常见类型鼠疫

● 皮肤型鼠疫:鼠蚤叮咬处出现疼痛性红斑,迅速形成疱疹和脓疱,可混有血液,可形成疖、痈。其表面有黑色痂皮,周围暗红,底部为坚硬的溃疡,颇似皮肤炭疽。偶见全身性疱疹,类似天花或水痘。

● 眼型鼠疫:病菌侵入眼部,引起结膜充血、肿痛,甚至形成化脓性结膜炎。

● 咽喉型鼠疫:病菌由口腔侵入,易引起急性咽炎及扁桃体炎,可伴有颈部淋巴结肿大, 可为无症状的隐性感染, 但咽部分泌物培养可分离出鼠疫耶尔森菌,患者多为曾接受预防接种者。

● 肠炎型鼠疫:除全身症状外,有呕吐、腹痛、腹泻、里急后重及黏液便,粪便中可检出鼠疫耶尔森菌。

● 脑膜炎型鼠疫:可分为原发性和继发性,出现明显的脑膜刺激症状,脑脊液为脓性,涂片及培养可检出鼠疫耶尔森菌。

四、诊断

早期诊断,尤其是首例的及时发现对鼠疫的防治至关重要。在流行区的流行初期或散发性不典型病例尤其应特别注意。根据流行病学资料及典型临床表现,一般即可做出诊断。轻型病例需与急性淋巴结炎、恙虫病、钩端螺旋体病和兔热病等鉴别。对可疑者需进行细菌学或血清学检查,检出鼠疫耶尔森菌是确诊的最重要依据。

五、消毒

(一)室内环境表面与空气的消毒

可用含有效氯或有效溴为 1000~2000mg/L 的消毒液,或 2000~5000mg/L 的过氧乙酸,按 300mL/m² 对患者居室内进行喷雾消毒;也可使用季铵盐类消毒剂、酚类消毒剂等进行消毒。肺鼠疫可用上述消毒剂浓度及剂量,对小隔离圈内的房屋进行全面喷雾消毒;对室内空气,将过氧乙酸稀释成 5000~10 000mg/L 的水溶液,在 60%~80%的相对湿度及室温下加热蒸发。过氧乙酸量按 1g/m³ 计算,熏蒸消毒 2h。

(二)污染用具消毒

对一般耐热耐湿的污染物品,如被罩、餐(饮)具、茶具、玩具等可煮沸 15min,蒸汽或压力蒸汽按常规消毒;含有效氯或有效嗅为 1000~2000mg/L 的消毒液浸泡消毒 1~2h。对不耐热或不耐湿的物品,如棉絮、棉衣裤、皮张、毛制品等应销毁或送专业消毒机构处理。

(三)排泄物、分泌物和呕吐物的消毒

患者的排泄物、分泌物、呕吐物等应有专门容器收集,用含有效氯为 20 000mg/L 的消毒液,按粪与药比例为 1:2 浸泡消毒 2h;若有大量稀释排泄物,应用含有效氯为 70%~80%的漂白粉精干粉,按粪与药比例为 20:1 加药后充分搅匀,消毒 2h。

(四)其他污染物品的消毒

对污染的含水分高的食物,应加热消毒后废弃;对污染的干燥食物或粮食须加热消毒后废弃。污染的垃圾、生活废物,猫、狗窝垫草等应通过焚烧杀灭病原体。

(五)尸体的处理

因患鼠疫死亡的患者尸体,应由治疗患者的医疗机构或当地疾病预防控制机构负责消毒处理。首先用含量为 5000mg/L 的过氧乙酸溶液或含量为 5000mg/L 的有效氯的含氯消毒液浸泡过的棉花堵塞口、耳、鼻、肛门、阴道等自然孔穴,再用上述消毒液喷洒全尸,然后用浸泡过上述消毒液的被单或其他布单严密包裹尸体后,立即就近火化;不具备火化条件的农村、边远地区,可选择远离居民点 500m 以外,远离饮用水源 50m 以外的地方,将尸体在距地面 2m 以下深埋,坑底及尸体周围垫撒 3~5cm 厚的漂白粉。

（六）室内外环境的处理

对被鼠疫患者污染的室内外环境应进行消毒、灭鼠、灭蚤和捕杀染病动物。

（七）媒介生物的处理

除按上述要求消毒外，还应做好杀灭媒介昆虫和灭鼠工作；参加防治鼠疫工作的消毒人员应穿着防鼠疫服，严格遵守操作规程和消毒制度，以防受到感染，必要时可口服抗生素预防。全套防鼠疫服包括：医用防护服、护目镜、医用防护口罩、乳胶手套和长筒胶靴。其穿戴方法为：先穿连身服和长筒胶靴，戴好普通工作帽，再用包头巾盖住头发、两耳和颈部，然后戴上口罩，在鼻翼两侧塞上棉花球；戴好防护眼镜，再穿上罩衫，最后戴乳胶手套。

六、人员防护

接触留观、疑似或确诊鼠疫病例及其污染环境的所有人员均应做好个人防护，具体措施如下。

● 手卫生：所有人员在日常工作中均应加强手卫生。在进入污染区域佩戴手套前，穿个人防护装备，对患者进行无菌操作前应执行手卫生；有可能接触患者血液、体液及其污染物品后，离开污染区域、脱去个人防护装备后，也应执行手卫生。

● 手部防护：进入污染区域进行诊疗活动和实验室操作时，至少要佩戴一层一次性使用医用橡胶检查手套（下文简称一次性手套）；搬运有症状的患者和尸体、进行环境清洁消毒或医疗废弃物处理时，加戴长袖橡胶手套；在接触不同患者、手套污染严重或手套破损时，应及时更换并进行手卫生。

● 面部和呼吸道防护：进入污染区域时，至少佩戴医用外科口罩。与患者近距离（1m以内）接触，或进行可能产生气溶胶、液体喷溅的操作时，呼吸道有被血液、体液、分泌物、排泄物、气溶胶等污染的风险，应佩戴 N95 级别或以上的医用防护口罩，每次佩戴前应做密合性检查；眼睛、眼结膜及面部有被血液、体液、分泌物、排泄物、气溶胶等污染的风险时，应佩戴防护眼罩或防护面屏。

● 皮肤防护：预计接触患者产生的血液、体液、分泌物、排泄物及气溶胶飞沫时，需要穿医用一次性防护服，在接触大量血液、体液、呕吐物、排泄物时，应加穿防水围裙。

●足部防护:进入污染区域时,穿覆盖足部的密闭式防穿刺鞋(下文简称工作鞋)和一次性防水靴套,若环境中有大量血液、体液、呕吐物、排泄物时,应穿长筒胶靴。

详见附录 D 和附录 E。

第二节　传染性非典型肺炎

一、疾病简介

传染性非典型肺炎,为一种由 SARS 冠状病毒(SARS-CoV)引起的急性呼吸道传染病,世界卫生组织(WHO)将其命名为重症急性呼吸综合征(SARS)。本病为呼吸道传染性疾病,主要传播方式为近距离飞沫传播或接触患者呼吸道分泌物传播。以发热、干咳、胸闷为主要症状,严重者出现快速进展的呼吸系统衰竭,是一种新的呼吸道传染病,极强的传染性与病情的快速进展是本病的主要特点。

二、病原学

SARS-CoV 为单股正链 RNA 病毒,病毒颗粒多为圆形、椭圆形或具有多形性,直径为 60~220nm,有包膜,包膜上有鼓槌状突起,且间隙较宽,形状似皇冠。

SARS-CoV 能在 Vero 细胞、狗的肾细胞、人的胚肾细胞、人的胚肺细胞、人的横纹肌肿瘤细胞等细胞中培养,目前实验显示,Vero E6 是最敏感的细胞系。

SARS-CoV 对外界的抵抗力和稳定性比之前发现的人的冠状病毒要强。在有 Mg^{2+} 存在时,保持相对稳定;在干燥塑料表面最长可存活 4 天,尿液中至少存活 1 天,在腹泻患者的粪便中至少存活 4 天。SARS-CoV 对温度敏感,随着温度的升高抵抗力下降, 在-80℃保存稳定性最佳,4℃可存活 21 天,37℃可存活 4 天,56℃ 90min 或 75℃ 30min 可灭活。SARS-CoV 对乙醚、氯仿、甲醛等有机溶剂及普通化学消毒剂比较敏感,紫外线照射 60min 可灭活。

三、流行病学

（一）传染源

患者是主要的传染源。急性期患者体内病毒含量高，症状明显，在打喷嚏、咳嗽时病毒会伴随呼吸道分泌物排出体外，并通过空气传播。发病第 2 周是最有传染性的，退热后传染力下降。少数患者有腹泻症状，其排泄物中也含有病毒。但并不是所有患者都具有传染性，有的患者并未传播，而有的患者可造成数十甚至上百人感染。这样的人被称为"超级传播者"。有资料显示，老年人及具有中枢神经系统、心脑血管、肝脏、肾脏、慢性阻塞性肺病、糖尿病、肿瘤等基础性疾病的患者，感染后更容易成为超级传播者，机制尚不清楚。

（二）传播途径

通常为近距离经呼吸道和飞沫传播，也可以通过接触呼吸道分泌物或由污染的手、物体表面经口鼻黏膜、结膜而传播。少数因为空气中气溶胶的形成而感染。密切接触传播是指治疗或护理、探视患者或与患者共同生活，直接接触患者的呼吸道分泌物、体液或排泄物。也有通过肠道传播的报道，但粪—口途径的具体传播方式仍有待证明。通风不良的场所传播的可能性加大，而通风良好的场所无呼吸道传播的可能。医院可能是交叉感染和传播的潜在场所。

另外，多例案例证实 SARS-CoV 可通过实验室传播，实验人员在处理含 SARS-CoV 的标本时，采取不当的防护措施可造成实验室人员的感染。

（三）易感人群

人群普遍易感。发病者以青壮年居多，儿童和老人较少见。

四、消毒

SARS 是国家规定的重要传染病，它的预防与控制需要抓好 3 个环节。首先，消除传染源，坚持四早—管理—监测；其次，对患者早发现、早报告、早隔离、早治疗；再次，各医疗机构应独立设置发热门诊，实行接诊首诊负责制。

（一）可疑暴露者、密切接触者及患者的管理

与症状期 SARS 患者或疑似患者有过较长时间近距离接触的人员均为密切接触者，均应实施家庭医学观察 14 天，由指定医务人员对家庭医学观察对象

每天早晚测体温2次,一旦出现发热等症状立即转入指定医院实施医学观察。隔离期间注意室内通风,避免与家人密切接触。

疑似病例与临床诊断病例应在指定医院,按呼吸道传染病分别进行隔离观察和治疗。住院病例不得随意离开病房,不设陪护,不得探视。

符合下列条件时可考虑出院:①体温正常7天以上;②呼吸系统症状明显改善;③胸部X线片显示有明显吸收。

临床诊断病例条件如下。

● 具有流行病学特征,出现临床症状前10天内,到过(包括过境航站)曾是SARS疫区或怀疑是SARS传染的社区或地区,或与SARS患者或疑似患者接触过,或与可疑的野生动物接触过。

● 无症状或轻度呼吸道症状。

● 中度呼吸道症状,体温>38℃,且伴有一个或多个呼吸道症状,如咳嗽、呼吸急促、呼吸困难和缺氧。

● 重症SARS为具备以下条件之一者:①呼吸困难,呼吸频率≥30次/分,且伴有以下情况之一,胸部X线片显示多叶病变或病灶总面积占双肺总面积的1/3以上,病情进展48h内的病灶面积增大超过50%且占双肺总面积的1/4以上;②出现明显的低氧血症,氧合指数低于300mmHg(39.9kPa);③出现休克或多器官功能障碍综合征(MODS);④胸部X线片证实为肺炎、呼吸窘迫综合征,病理发现为肺炎或呼吸窘迫症不能用其他病因解释。

在临床诊断的基础上,若分泌物SARS-Cov RNA检测呈阳性,或血清SARS-Cov抗体转阳,或抗体滴度4倍及以上增高,则可定为确诊病例。

(二)控制措施和消毒方法

针对SARS-Cov的传播特点,开展社区综合性预防也是控制SARS-Cov传播的重要手段之一,流行期间尽量避免大型群众性集会或活动,保持公共场所有效通风,排除建筑污水排放系统淤堵隐患;有咳嗽、咽痛等呼吸道症状、到医院等人群密集的场所时应戴口罩。

SARS-Cov预防性消毒可选用中效以上的消毒剂,包括灭菌剂(甲醛、戊二醛、环氧乙烷、过氧乙酸、过氧化氢、二氧化氯等)、中高效消毒剂(含氯消毒剂、臭氧、双链季铵盐等)和中效消毒剂,对室内空气、物体表面、餐(饮)具、手部、排泄物、废弃物、衣服、汽车等交通工具、书籍等物体进行消毒处理。针对不同的消毒对象采用适宜的方法。

1.被污染的空气的消毒

● 室内有人的情况下,可选用循环风紫外线空气消毒机或静电吸附式空气消毒机。

● 室内无人时,可采用臭氧、紫外线灯照射或化学消毒剂熏蒸或喷雾等方式消毒。如选用15%的过氧乙酸溶液,按7mL/m³的用量加热熏蒸2h。也可用0.5%的过氧乙酸喷雾,按20mL/m³的用量作用30min。若采用浓度为3%的过氧化氢喷雾,按20~40mL/m³的用量。消毒完毕后,需要开窗通风,待化学药剂消散后进入室内。

2.餐(饮)具等小型耐湿、耐热物品的消毒

首选物理消毒方法,患者的餐(饮)具应专人专用,用后即时消毒,可选煮沸消毒20~30min,或用100℃的流通蒸汽消毒20~30min;可用二溴海因、二氧化氯、含氯消毒剂,浓度为500mg/L,浸泡消毒30min;可用浓度为2000~5000mg/L的过氧乙酸溶液浸泡30min,浸泡消毒后的物品需要用清水冲洗干净备用。

3.患者的衣物等纺织品的消毒

为患者换被褥和床单时应减小动作幅度,以防产生气溶胶,更换后将换下的被褥和床单装入污物袋,避免在运送途中污染环境,一次性用品应进行无害化处理。需要反复使用的纺织品可用浓度为500mg/L的二溴海因或含氯消毒剂溶液浸泡30min,应注意消毒剂对纺织品有漂白作用;可用压力蒸汽消毒,在121℃下消毒20min。

4.环境及物品的消毒

可用浓度为500~1000mg/L的含氯消毒剂或浓度为2000~5000mg/L的过氧乙酸对地面、墙壁、家具、交通工具等进行喷洒消毒。消毒应遵循从上到下、从左到右的顺序,确保物体表面被喷湿,作用30min后用清水擦拭表面。对仪器等可用含75%乙醇的一次性消毒湿巾擦拭消毒。

5.分泌物及排泄物的消毒

在使用过的痰具、便器中加入含有效氯或有效溴1000mg/L的溶液或5000mg/L的过氧乙酸溶液,充分浸泡30~60min,消毒后用清水洗净。在呕吐物和

大、小便中加入含氯或含溴的消毒剂,浓度达到 10 000mg/L,使消毒剂与污物充分混匀,加盖作用 2h 后倒入便池并冲水。

6.患者尸体的消毒

将尸体口腔、鼻孔、肛门、阴道等用含有效氯 5000mg/L 的含氯或含溴消毒剂浸泡过的棉球填塞,在尸体表面用上述消毒液浸泡过的布单包裹后装入防水的裹尸袋,专车运送并火化。不具备火化条件的可在远离水源的地方深埋。尸体周围喷洒 3~5cm 厚的漂白粉或石灰粉。

第三节 甲型病毒性肝炎

一、疾病简介

甲型病毒性肝炎,简称甲型肝炎,是《中华人民共和国传染病防治法》规定的乙类传染病。它是由甲型肝炎病毒(HAV)引起的急性传染病,呈全世界范围分布,但多见于经济不发达的国家。任何年龄均可患本病,主要为儿童和青少年,临床过程有自限性,绝大多数可在数周内恢复正常。随着灭活疫苗在全世界的使用,甲型肝炎的流行已得到有效控制。发病趋势总体呈逐年下降趋势,发病年龄后移,全年均有发病,流行高峰不明显,偶尔会出现甲肝的暴发流行。

二、病原学

HAV 是小核糖核酸病毒科的一员,为嗜肝 RNA 病毒属。HAV 经口进入体内后,经肠道进入血流,引起病毒血症,约一周后到达肝脏,随后通过胆汁排入肠道并出现在粪便中。粪便排毒能维持 1~2 周。病毒侵犯的主要器官是肝脏,咽部和扁桃体也可能是 HAV 肝外繁殖部位。HAV 引起肝细胞损伤的机制尚未明确。一般认为,HAV 不直接引起肝细胞病变,损害的肝脏是 HAV 感染肝细胞所引起的免疫病理反应。

三、流行病学

(一)传染源

甲型病毒性肝炎的患者和无症状感染者均为传染源。甲型病毒性肝炎患者仅能从粪便中排出病原体,血液中 HAV 主要出现在发生黄疸的前 14~21 天,在此期间患者的血液有传染性,有报道称也可通过输血传播,但黄疸发生后的患者血液通常无传染性。患者在起病前 2 周和起病后 1 周从粪便中排出 HAV 的数量最多,此时的传染性最强。但至起病后 30 天仍有少部分患者从粪便中排出 HAV(主要为急性患者和亚临床感染者)。

(二)传播途径

甲型病毒性肝炎以粪—口为主要传播途径。传染可通过接触被患者粪便污染的水和食物及与患者密切接触,进食毛蚶、蛤蜊等水产品亦可引起甲型病毒性肝炎。水源和食物污染可呈暴发流行,而密切接触者多为散发。

(三)致病因子

HAV。

(四)易感人群

未注射甲肝疫苗者对 HAV 普遍易感,患过甲型病毒性肝炎或感染过 HAV 的人可获得持久的免疫力。

四、临床表现

甲型病毒性肝炎的潜伏期为 15~45 天,平均为 30 天,在发病 2~3 周后,随着血清中特异性抗体的产生,血液和粪便的传染性也逐渐消失。长期携带病毒者极为罕见。临床多以发热起病,有厌食、恶心、呕吐等消化道症状,同时伴有乏力,部分患者会出现尿黄、皮肤黏膜黄染、大便颜色变浅、肝功能明显异常等症状。

五、消毒

(一)地面、墙壁和门窗

对有污染的地面、墙壁和门窗消毒,可用有效氯为 1000~2000mg/L 的含氯消毒剂喷雾消毒,泥土墙吸液量为 150~300mL/m²,水泥墙、木板墙和石灰墙吸液量为 100mL/m²。对上述各种墙壁喷洒消毒剂溶液不宜超过其吸液量。地面消毒先由外向内喷雾一次,待室内消毒完毕后,再由内向外重复喷雾一次。进行以上消毒处理的作用时间应不少于 60min。

(二)衣服和被褥

耐热、耐湿的纺织品可煮沸消毒 30min,或用流通蒸汽消毒 30min,或用有效氯为 250~500mg/L 的含氯消毒剂浸泡 30min。

(三)患者排泄物和呕吐物

使用含有效氯为 10 000mg/L 的消毒液按照粪药比 1:2 加入,搅拌后作用 6h,对稀便和呕吐物可按 5:1 加入漂白粉(有效氯含量为 25%~32%)。

(四)餐(饮)具

煮沸消毒 10~30min,或流通蒸汽消毒 30~60min;也可用有效氯为 250~500mg/L 的含氯消毒液浸泡消毒 30min 后,再用清水洗净。

(五)食物

患者剩余的饭菜不可再食用,可选煮沸消毒 30min 或用有效氯为 5000mg/L 的含氯消毒液浸泡消毒 2h。

(六)盛放排泄物或呕吐物的容器

可用有效氯为 5000mg/L 的含氯消毒液浸泡 30min,浸泡时,消毒液要超过容器。

(七)家用物品、家具和玩具

可用有效氯为 1000~2000mg/L 的含氯消毒液浸泡、喷洒或擦拭消毒。

(八)手与皮肤

用 0.5% 的碘附溶液(含有效碘 5000mg/L)或 0.5% 的氯己定醇溶液涂擦,作用 1~3min。

(九)厕所

受到污染的厕所墙面和地面应定期进行消毒,方法同(一)。

(十)感染者和患者的血液与炎性分泌物

感染者和患者的血液与炎性分泌物应就地进行消毒后再做清洁处理;消毒时,用含有效氯为 1000mg/L 的含氯消毒液将流出的血液或炎性分泌物全部覆盖;对被血液或炎性分泌物污染的物品应煮沸 15min,或浸泡于含有效氯为 1000mg/L 的含氯消毒液中 15~30min。

在消毒的同时应开展防蝇、灭蝇及灭蟑的工作。

六、人员防护

发现患者患有甲型病毒性肝炎后,对密切接触者进行医学观察 45 天。甲型病毒性肝炎的隔离期是发病后 3 周。甲型病毒性肝炎主要通过粪—口途径传播,因此处理疫情时要注意手部的防护与清洁,消毒时要佩戴口罩、帽子、手套、鞋套,穿隔离衣。

七、注意事项

• 养成良好的卫生习惯,防止"病从口入"。食品要高温加热,一般情况下,加热 100℃ 1min 就可使甲肝病毒失去活性。

• 对一些自身易携带致病菌的食物(如螺蛳、贝壳、螃蟹),尤其是能富集甲肝病毒的毛蚶等海、水产品在食用时一定要煮熟蒸透,杜绝生吃、半生吃、腌制后直接食用等不良的饮食习惯。

• 接种甲肝疫苗可以提高人群的免疫力,预防甲肝发生和暴发流行。

• 对密切接触者,包括当传染源已明确(如食物或水)的所有已暴露者,已流行甲肝的学校、医院、家庭或其他单位中的成员,可及时给予丙种球蛋白注射。注射时间越早越好,最迟不宜超过接触感染后的 7~10 天,免疫效果可以维持 35 天。

• 食源性感染应检查厨师的抗 HAV–IgM,确诊后应隔离治疗。

• 发现甲型病毒性肝炎的患者应及时报告当地的疾病预防控制中心,采取有效措施并隔离传染源,切断传播途径,保护易感人群,控制传染病的流行,早期报告对控制疫情具有非常重要的意义。

第四节 戊型病毒性肝炎

一、疾病简介

戊型病毒性肝炎(HE)是一种经粪—口传播的急性传染病,其病原体为戊型肝炎病毒(HEV),在分类学上属于戊型肝炎病毒科戊型肝炎病毒属。其流行特点与甲型病毒性肝炎相似,经粪—口途径传播。以水型流行最为常见,少数为食物型暴发或日常生活接触传播。具有明显季节性,多见于雨季或洪水之后。发病人群以青壮年为主,孕妇易感性较高,病情重且病死率高,无家庭聚集现象。本病主要见于亚洲和非洲的一些发展中国家。

二、病原学

HEV 是单股正链 RNA 病毒,呈球形,直径为 27~34nm,无囊膜,核衣壳呈二十面体立体对称。目前尚不能在体外组织培养,但黑猩猩、食蟹猴、恒河猴、非洲绿猴、须狨猴对 HEV 敏感,可用于分离病毒。

HEV 在碱性环境中稳定,在镁、锰离子存在的情况下可保持其完整性,对高热敏感,煮沸可将其灭活。

三、流行病学

(一)传染源
戊型病毒性肝炎患者及隐性感染者。

(二)传播途径
● 食物污染:食物污染可导致此病暴发,我国曾报道因为食物污染而导致戊型病毒性肝炎的暴发。

● 粪—口途径传播:大多数病例是因为水源被粪便污染所导致的,发病高峰多于雨季或者洪水后,其流行规模视水源污染程度而异。

● 接触传播:可通过被污染的手、用具、玩具、污染食物或间接与口接触而传播。

• 输血传播：研究表明,通过静脉输入含 HEV 的血液或血浆,也会使被输血者感染 HEV。这种方式传播的可能性较少。

(三)致病因子

HEV。

(四)易感人群

未感染过 HEV 的人群对本病普遍易感,任何年龄都可发病,青壮年和孕妇发病率较高,儿童发病率较低,孕妇尤其是妊娠期的最后 3 个月容易感染,死亡率比较高,甚至对胎儿和新生儿也有一定的威胁。同时,慢性肝病患者也是感染HEV 的高危人群,包括慢性乙肝患者、慢性丙肝患者、脂肪肝、酒精肝等。戊型病毒性肝炎潜伏期为 10~60 天,平均 40 天。

四、消毒

与甲型病毒性肝炎消毒方法相同。

五、人员防护

戊型病毒性肝炎患者的粪便排毒主要发生在疾病的急性期早期,其隔离期应定为发病后 4 周。发现戊型病毒性肝炎后,要对密切接触者进行医学观察 45 天。戊肝主要通过粪—口途径传播,因此处理疫情时要注意手的防护与清洁,消毒时要戴口罩、帽子、手套、鞋套和穿隔离衣。

六、注意事项

(一)戊型病毒性肝炎的饮食注意事项

• 不宜过饱,切忌暴饮暴食。肝脏是人体重要的代谢和解毒器官,患肝病后肝细胞代谢和修复时,需要有营养和高质量的食物提供热能,营养一定要适量平衡,不要过量饮食,这样往往会造成消化不良,加重胃、肠、肝、脾、胰等消化器官和组织的负担,同时也会加重大脑控制胃肠神经系统和食欲中枢的生理负荷。长期饱餐加上习惯性便秘的肝病患者,更易诱发早期肝硬化。

• 少吃油腻煎炸的食物。肝炎患者多吃油腻、煎炸等高脂肪食物,可引起消化功能减弱,易发生消化不良综合征。此外,过剩的脂肪沉积于肝脏,则容易形成脂肪肝,可致肝功能不良,迁延不愈。

- 不吃放置时间长的、不新鲜的食物,不喝生水等。

(二)戊型病毒性肝炎的其他注意事项

- 以适当休息、营养合理为主,选择性使用药物为辅。忌酒,防过劳,避免服用损伤肝脏的药物。

- 隔离期严格卧床休息最为重要,症状明显好转可逐渐增加活动量,以不感到疲劳为原则,治疗至症状消失,隔离期满。经 1~3 个月休息,逐步恢复日常生活。

- 饮食以合乎患者口味、易消化的清淡食物为宜,应含多种维生素,有足够的热量及适量的蛋白质。

第五节 伤寒

一、疾病简介

伤寒是由伤寒杆菌引起的经消化道传播的急性传染病。在伤寒流行季节和流行地区的患者有持续性高热(40~41℃)1~2 周以上,并出现特殊中毒面容,相对缓脉,皮肤玫瑰疹,肝脾大,周围血象白细胞总数降低,嗜酸性粒细胞消失,骨髓象中有伤寒细胞(戒指细胞)等症状,可临床诊断为伤寒。

二、病原学

伤寒杆菌属沙门菌属,革兰染色呈阴性,呈短粗杆状,体周布满鞭毛,运动活跃,在含有胆汁的培养基中生长较好,因为胆汁中的类脂及色氨酸可作为伤寒杆菌的营养成分。伤寒杆菌的菌体(O)抗原、鞭毛(H)抗原和表面(Vi)抗原能使人体产生相应的抗体。由于 O 及 H 抗原的抗原性较强,故可用于血清凝集试验(肥达反应),以测定血清中的 O 及 H 抗体的效价来辅助临床诊断。菌体裂解时可释放强烈的内毒素,是伤寒杆菌致病的主要因素。

三、流行病学

(一)传染源

伤寒和带菌者是本病的传染源。

(二)传播途径

主要经过粪—口途径传播,病菌随粪便和尿液排出体外,通过污染饮用水和食物,经口感染。苍蝇在本病的传播过程中起媒介作用。

(三)易感人群

人群普遍易感。患病后可获得持久性免疫,再次患病者极少。

(四)致病因子

伤寒沙门菌和其释放出的内毒素。

(五)流行趋势

伤寒和副伤寒终年可见,但以夏、秋季最多。在北方地区发病高峰常较南方迟 1~2 个月。近年来,我国各地发病率降低,其流行高峰已较为平坦。本病以儿童和青壮年居多,在成人病例中 20~40 岁者占 60%~80%,40~50 岁以上者少见。近年来,儿童及幼儿发病有相对增多的趋势,15 岁以下的患者可占总病例数的35%~60%。

四、消毒

伤寒消毒方法见表 6.1。

表 6.1　伤寒的消毒方法

消毒对象	消毒方法	用量	消毒时间
室外污染表面	含有效氯为 1000~2000mg/L 的含氯消毒剂擦拭,漂白粉喷洒	500mL/m² 20~40g/m²	60~120min 2~4h
室内表面	含有效氯为 250~500mg/L 的含氯消毒剂擦拭,0.5%的过氧乙酸熏蒸	适量 适量	60~90min 60~120min
	含有效氯为 1000~2000mg/L 的含氯消毒剂喷洒,0.2%~0.5%过氧乙酸喷洒	100~500mL/m² 350mL/m²	60min
室内地面	0.1%的过氧化氢拖地	适量	60min
	0.2%~0.5%的白过氧乙酸喷洒	200~350 mL/m²	60~120min
	含有效氯为 1000~2000mg/L 的含氯消毒剂喷洒	100~500 mL/m²	

(待续)

表 6.1（续）

消毒对象	消毒方法	用量	消毒时间
餐(饮)具	蒸煮	100℃	10~30min
	含有效氯为 250~500mg/L 的含氯消毒剂浸泡	适量	15~30min
	0.2%~0.5%的过氧乙酸浸泡或擦洗消毒	适量	15~30min
		适量	15~30min
	含有效氯为 250~500mg/L 的二溴海因浸泡	适量	15~30min
	含有效氯为 250~500mg/L 的二氧化氯浸泡	120℃~150℃	15~20min
	远红外线照射		
被褥和书籍服装和被单	含有效氯为 15% 的过氧乙酸熏蒸	7mL/m³	2h
	煮沸	100℃	30min
	含有效氯为 250~500mg/L 的含氯消毒剂浸泡	浸没被消毒物品	30min
	0.04% 的过氧乙酸浸泡	浸没被消毒物品	120min
污水	每 10L 污水加入含有效氯为 10 000mg/L 的含氯消毒液	余氯 4~6mg/L 10mL	90~120min
饮用水	含有效氯为 4~8mg/L 的含氯消毒剂	余氯 0.3~0.5mg/L	30min
	二氧化氯	投量 3~5mg/L	20min
粪便和分泌物	漂白粉干粉搅拌	每 1000mL 粪水加入 50g	2~6h
	含有效氯为 30 000~50 000mg/L 的含氯消毒剂溶液搅拌	每 1000g 干粪加入 2000mL	2~6h
尿	漂白粉干粉搅拌	每 1000mL 尿液加入 5g	2~6h
	含有效氯为 10 000mg/L 的含氯消毒剂搅拌	每 1000mL 尿液加入 100mL	2~6h
便器	0.5% 的过氧乙酸浸泡	浸没便器	30~60min
	含有效氯为 5000mg/L 含氯消毒剂溶液浸泡	浸没便器	30~60min
诊疗器械	75% 的乙醇浸泡或擦拭	适量	1~3min
	0.1% 的过氧乙酸浸泡或擦拭	适量	10~30min
	2% 的戊二醛浸泡或擦拭	适量	10~30min
手和皮肤	0.5% 的碘附、0.5% 氯己定醇擦拭	适量	1~2min
	75% 的乙醇	适量	30s

五、人员防护

伤寒密切接触者医学观察 23 天,餐饮业人员观察期应检测粪便 1 次,结果呈阴性方能工作。伤寒主要通过粪—口途径传播,因此处理疫情时要注意手的防护与清洁,消毒时要戴口罩、帽子、手套、鞋套,穿隔离衣。

六、注意事项

患者要格外注意饮食,禁忌一切坚硬、生冷、油炸和含粗纤维多的食物或有刺激性的调味品,更不要暴饮暴食。要时时注意患者的病情变化,特别是患者突然出现剧烈腹痛、大便呈黑色或便血时,多半是发生了肠出血或肠穿孔,要立即报告医生并暂停一切食物和饮品。

第六节　副伤寒

一、疾病简介

副伤寒是由副伤寒甲、乙、丙三种沙门杆菌引起的急性传染病。副伤寒甲、乙的临床表现与伤寒相似,但病情更轻、病程较短;副伤寒丙的临床表现较为特殊,可表现为轻型伤寒、急性胃肠炎或脓毒血症。

二、病原学

副伤寒的病原体有 3 种,即副伤寒甲杆菌、副伤寒乙杆菌及副伤寒丙杆菌。各种副伤寒杆菌均有"O"和"H"抗原,在自然条件下,副伤寒杆菌一般只能感染人类,仅偶尔感染动物。

三、流行病学

(一)传染源
副伤寒的传染源和传播方式与伤寒大致相同。

(二)传播途径
副伤寒的传染源和传播方式与伤寒大致相同。不过副伤寒以食物传播较为常见,其可在食物中存留较长时间。

(三)易感人群
男女老幼均可发病,儿童的发病率较高,成年人的副伤寒以甲型副伤寒较为多见。

(四)致病因子

致病因子为副伤寒沙门菌和其释放出的内毒素。

四、消毒

副伤寒的消毒方法同伤寒,见表6.1。

五、人员防护

副伤寒密切接触者医学观察15天。副伤寒潜伏期较短,为2~15天。副伤寒主要通过粪—口途径传播,因此处理疫情时要注意手的防护与清洁,消毒时要戴口罩、帽子、手套、鞋套,穿隔离衣。

六、注意事项

● 家中及周围有副伤寒患者时,要注意自我保护。对可能污染的物品可选用煮沸、消毒、浸泡等方式消毒。

● 患病者应在饮食上注意维持水和电解质的平衡。给予高热量、高维生素、易消化的流食。退热后,在食欲增强时,仍应进食一段时间流食,以免诱发肠出血和肠穿孔。

● 可接受疫苗预防。流行区内的易感人群可接种伤寒甲型、乙型副伤寒联合疫苗,此方法能够起一定的保护作用,但疫苗预防效果尚不够理想,反应也较大,不作为常规免疫预防使用。

第七节　布鲁菌病

一、疾病简介

布鲁菌病(简称布病)是全世界范围重要的动物源性人畜共患的传染病,是由属于布鲁菌属的小型革兰阴性球菌引起的。布病严重危害人类健康和畜牧业发展,是《中华人民共和国传染病防治法》规定的乙类传染病。人类由于接触患病的牲畜及其产品或污染物而感染布病。临床表现为全身感染性疾病,如发热、盗汗、乏力或关节痛,少数患者发现有肝脾大,感染灶一般局限在局部器官,少数会出现慢性的周期性复发。

二、病原学

布鲁菌分布不仅地区广,而且寄生的宿主也相当广泛。它们既可感染人和多种家畜,又可感染和寄生于 60 多种野生动物,布氏菌属的细菌由 6 个菌种共 19 个生物型组成。

布鲁菌属革兰阴性杆菌,没有外毒素,主要的致病毒素为其所产生的内毒素。目前研究的对人类有致病性的布鲁菌属有 4 种,分别为牛种布鲁菌(流产布鲁菌)、猪种布鲁菌、羊种布鲁菌(马耳他布鲁菌)、犬种布鲁菌。这 4 种菌属对人类的致病性也是有相应的差异性的。除了这 4 种菌属外,还有绵羊附睾种布鲁菌和沙林鼠种布鲁菌。近些年来也发现了很多布鲁菌的新种属,如田鼠种布鲁菌、鳍种布鲁菌、鲸种布鲁菌等,这些新型布鲁菌属的发现,使人们对布鲁菌有了更深的认识。

随着分子生物学技术的快速发展,大量研究表明,布鲁菌的外膜蛋白有很强的免疫源性,可能与布鲁菌在巨噬细胞内的存活有关。布鲁菌在外界环境中的生存能力较强,在干燥土壤、皮毛和乳制品中可生存数周至数月,在水中可生存 5 天至 4 个月。对光、热、常用化学消毒剂等均敏感,日光照射 10~20min、60℃以上的湿热环境下 10~20min 和 3% 的漂白粉澄清液 5 分钟内即可将其杀死。

三、流行病学

布鲁菌经过一系列的传播途径进入人体后,会随着淋巴液进入淋巴结并在胞内不断繁殖,形成局限性的原发病灶。但是由于吞噬细胞对于布鲁菌外来异物的识别作用,布鲁菌会被巨噬细胞吞噬,并随着巨噬细胞进入人体的血液中循环,一旦巨噬细胞裂解,布鲁菌就会随着血液进入身体的各个部位,形成多部位的多发性病灶。布鲁菌侵袭力强,常经皮肤黏膜、消化道及呼吸道进入人体,先侵入局部淋巴结形成感染灶,随后增殖到一定数量便冲破淋巴结屏障,随血液循环到达骨髓、肝、脾等器官形成病灶。而这些病灶中的致病菌又被多次释放进入血液,形成恶性循环,导致临床症状反复出现且加重,出现临床上典型的波浪热。

(一)传播途径

布鲁菌可经过很多的介质传播,可经皮肤和黏膜进行传播,尤其是饲养动物的人员经常接触动物的分泌液、皮、毛等,如果在自身保护措施不足的情况下,动物身上的布鲁菌就可感染人类。

● 经皮肤黏膜直接接触感染:如接产员、兽医、饲养员、放牧员、皮毛加工员、屠宰员、挤奶员直接接触被病畜污染的水源、土壤、草场、工具而被感染,从事布病防治的医生、检验人员等易被直接感染。

● 经消化道感染:食入被污染的水或食物,水或食物经口腔、食道黏膜进入体内。如吃生拌或未经煮熟的肉类、不洗手直接拿食物吃等。

● 经呼吸道感染:吸入被布鲁菌污染的飞沫和尘埃。如皮毛加工、饲养放牧、打扫畜圈卫生等过程中被感染。

(二)易感人群

人群对布鲁菌普遍易感,无年龄、性别和种族差异。青壮年男性由于职业关系,其发病率高于女性。国内报道年龄最小者为 7 个月,以牧区的牧民感染率最高,多发生于春末夏初或夏秋之间,与羊的产羔季节有关。患病后有一定的免疫力,但也有再次感染的可能性。

四、消毒

发现布病病例后及时完成病例的流行病学调查,确定感染的来源和方式,并对污染物可能污染的场所和物品进行消毒。包括可能被布鲁菌污染的地面和墙壁;病畜的粪便、尿液,可能被布鲁菌污染的衣物、餐(饮)具、室内空气,接触病畜的工作人员所穿戴的衣帽、手套、靴子等,以上可使用中、低效消毒剂进行消毒。

(一)地面、墙壁和门窗

地面、墙壁和门窗被细菌繁殖体和病毒污染,用 0.2%~0.5%的过氧乙酸溶液或有效溴为 500~1000mg/L 的二溴海因溶液或有效氯为 1000~2000mg/L 的含氯消毒溶液喷雾消毒。泥土墙的吸液量为 150~300mL/m²,水泥墙、木板墙和石灰墙的吸液量为 100mL/m²。对上述各种墙壁的喷洒消毒溶液不宜超过其吸液量。对流产物污染的地面消毒先由外向内喷雾一次,喷药量为 200~300mL/m²,待室内消毒完毕后,再由内向外重复喷雾一次。进行以上消毒处理时,作用时间应不少于 60min。

(二)空气

房屋密闭后,每立方米用 15% 的过氧乙酸溶液 7mL($1g/m^3$)消毒,或以 0.2% 的过氧乙酸溶液($8mL/m^3$)气溶胶喷雾消毒,作用 30~60min。

(三)衣服和被褥

衣服和被褥被细菌繁殖体或病毒污染时,耐热、耐湿的纺织品可煮沸消毒 30min,或用流通蒸汽消毒 30min,或用有效氯为 250~500mg/L 的含氯消毒剂浸泡 30min;不耐热的毛衣、毛毯、被褥、化纤尼龙制品等,可采取过氧乙酸熏蒸消毒。在熏蒸消毒时,将欲消毒的衣物悬挂室内(勿堆集一处),关好门窗,每立方米用 15% 的过氧乙酸溶液 7mL($1g/m^3$),放入瓷器或玻璃容器中,加热熏蒸 1~2h。

(四)病畜的奶和奶制品

病畜的奶和奶制品可煮沸 3min,并用巴氏消毒法(60℃作用 30min)消毒。病畜的胴体和内脏需经高温处理或腌制 60 天再出售或食用。宰杀前诊断为病畜但无临床症状,宰杀后检查又无病变的器官,只能用作工业原料或销毁。公牛、阉牛及猪的胴体和内脏可不限制出售。母牛、羊的胴体和内脏需要将其煮熟或盐渍 1~2 个月。对牛、羊流产的胎儿、胎盘,要深埋或焚烧。

(五)病畜的皮毛

病畜的皮毛可集中用环氧乙烷消毒,在温度为 54℃、相对湿度为 80% 的条件下,用环氧乙烷气体(800mg/L)消毒 4~6h。

(六)病畜的圈舍、饲料和粪尿

对病畜圈舍与病畜或死畜停留处的地面和墙面,用 0.5% 的过氧乙酸或 20% 的漂白粉澄清液喷洒,药量为 150~300mL/m²,连续喷洒 3 次,每次间隔 1h。若病畜圈舍的地面为泥土时,应将地面 10cm 的表层泥土挖起,按 1 份漂白粉加 5 份泥土混合后深埋 2m 以下。

(七)养牛场的污水

对疫区内污染的生活污水,可使用含氯消毒剂进行消毒。消毒静止的污水时,应先测定污水的容积,而后按有效氯为 80~100mg/L 的量将消毒剂投入污水中,搅拌均匀,作用 1~1.5h。检查余氯在 4~6mg/L 时,即可排放;消毒流动的污水时,应做分期截流,在截流后要测污水容量,再按消毒静止污水的方法和要求进行消毒与检测。符合要求后放流,再引入并截流新来的污水,如此依次进行消毒处理。

五、人员防护

该病潜伏期为 7~60 天,一般为 2~3 周,少数患者在感染后数月或 1 年以上发病。实验室工作受感染者大多于 10~50 天内发病。密切接触者无须医学观察,患者不用采取特别的隔离措施。

(一)医护人员的防护

医务人员在诊疗和护理过程中需要佩戴一次性工作帽、医用口罩、医用手套及工作服。

(二)从业人员的防护

饲养牛羊、接羔和挤奶时,均必须穿工作服。工作服要放在固定的地方,随穿随脱,定时消毒,收拾圈舍时需要佩戴口罩、手套等防护用品。接羔和处理流产胎羔时,要佩戴长袖橡胶手套、穿胶靴、皮裙和口罩,处理完毕后,用醇类消毒剂洗手。挤奶后必须洗手,注意个人卫生。

(三)疫点消毒人员的防护

布病可通过气溶胶传播,需选用外科口罩或 N95 口罩。消毒前应穿戴好隔离衣、帽子、口罩、橡胶手套和护目镜。消毒完成后做好手卫生,可再次利用的防护用品需要进行严格消毒。

六、注意事项

- 提倡养殖场、散养户等从业人员定期进行从业人员体检,通过初筛及时发现病例。
- 养殖期间引进种畜和补充畜群时,要进行严格检疫,动物卫生监督机构加强牲畜产地检疫、屠宰检疫和调运监管,发现染疫牲畜应及时处置。
- 对乳制品、肉制品进行购买时,应购买有明确检疫及消毒合格标志的产品。食用牛羊肉时,应该煮熟,尽量不要生吃。喝鲜奶尽量煮透。

● 对牛、羊圈舍、屠宰场、挤奶厂等实施严格的定期消毒,对以上工作产生的垃圾与污物实施严格的消毒与无害化处理。

● 做好环境消毒。对牛、羊等集中饲养环境及各类传播因子消毒,对于疑似或已经确诊为布病的家畜需立即实施隔离,捕杀后实施无害化消毒处理。

● 饲养家畜的人员应该做好个人防护,特别是职业人群的防护,与家畜接触后应用消毒水或肥皂水洗手,工作期间不能吃东西。与家畜皮毛和流产物等进行接触时,需要将口罩、手套戴好,穿工作服(隔离衣)。

第八节　肺结核

一、疾病简介

结核病是由结核分枝杆菌引起的一种慢性感染性疾病,以肺结核最为常见,主要病变有结核结节、浸润、干酪样变及空洞的形成。临床上多呈慢性过程,表现为长期低热、咳嗽、咯血等。除肺部外也可侵袭浆膜腔、淋巴结、泌尿生殖系统、肠道、肝脏、骨关节、皮肤等多种脏器和组织。

二、病原学

在医学研究中,通常将结核分枝杆菌分为结核分枝杆菌复合群和非结核分枝杆菌复合群。结核分枝杆菌属于结核分枝杆菌复合群,该复合群包括结核分枝杆菌、牛分枝杆菌、非洲分枝杆菌和田鼠分枝杆菌,临床上最常见的是结核分枝杆菌和牛分枝杆菌。

典型的结核分枝杆菌的形态为细长稍弯曲、直的或两端圆钝的杆菌,长 1~4μm,宽 0.3~0.6μm,单个或成对分布,间断或成丛排列,有时呈 X、Y 形或条索状,聚集,呈分枝状排列增殖。因其细胞壁含有大量脂质,不易着色,齐尔–尼尔森染色呈红色,无菌毛和鞭毛,不形成芽孢,现证明有荚膜。在人工培养基上,由于菌型、菌株和环境条件的不同,可出现多种形态,如近似球形、棒状或丝状。在电子显微镜下观察其具有复杂的结构:微荚膜、细胞外壳的三层结构、胞浆膜、胞浆、间体、核糖体及中间核质构。

结核分枝杆菌对酸、碱、干燥和自然环境有抵抗力,但对湿热、乙醇和紫外线敏感。

(一)湿热

结核分枝杆菌在 62~63℃的液体中加热,30min 死亡。

(二)乙醇

结核分枝杆菌的细胞壁中含有脂质,故对乙醇敏感。75%的乙醇作用 5~30min 死亡。

(三)紫外线

结核分枝杆菌对紫外线敏感,直接日光照射 2~7h 可被杀死。紫外线可用于结核患者的衣服、书籍等消毒。结核分枝杆菌在干燥环境中的痰内可存活 6~8 个月。

对抗结核药物易产生耐药性。结核分枝杆菌的抵抗力与环境中有机物的存在有着密切的关系,如痰液可增强结核分枝杆菌的抵抗力。

三、流行病学

(一)传染源

结核分枝杆菌的传染源是排菌的患者和动物(主要是牛)。排菌的开放性肺结核患者是主要传染源。经正规治疗后,随着痰菌排量的减少,传染性逐渐降低。

(二)传播途径

结核分枝杆菌以空气传播为主。结核分枝杆菌主要是通过呼吸道途径完成人群传播的,最常见的是肺结核患者咳嗽、打喷嚏排出的结核杆菌悬浮在飞沫核中播散,健康人吸入可致其感染;经皮肤的直接接触或性接触传播虽然有报道,但并不常见。因此,传播的危险性不仅取决于微生物本身的特点、患者的传播性和宿主的易感性,也同样受空气中感染性飞沫浓度和在环境中暴露时间的影响。痰干燥后的结核杆菌随尘埃吸入也可感染。

(三)易感人群

人群普遍易感。婴幼儿、青春后期及老年人发病率较高。社会经济发展水平低下的人群因居住拥挤、营养不良等原因发病率较高。患糖尿病、矽肺、恶性肿瘤过度劳累、妊娠等易诱发结核病。免疫抑制状态(如器官移植、艾滋病)的患者尤其易发结核病。

四、消毒

肺结核属于呼吸道传染病,主要通过近距离飞沫传播。做好医疗卫生机构内的感染预防与控制工作,可以防止和避免交叉感染,从而预防及减少结核分枝杆菌在医疗卫生机构内的传播,为医疗卫生机构的工作人员和患者及其家属提供安全的环境。其工作重点应包括管理措施、环境控制和个人防护。

(一)管理措施

管理措施是有效预防与控制结核分枝杆菌传播的第一道防线,是环境控制措施和个人防护措施顺利开展的基础和前提,是最重要的控制措施。它通过应用管理控制措施来阻止飞沫的产生,从而降低医务人员及其他陪护人员暴露于结核分枝杆菌。管理措施应包括以下几个方面。

1.加强组织领导,重视结核病感染的预防与控制

医疗卫生机构应当将结核病的感染预防与控制工作纳入本机构感染管理的组织体系,并由业务能力较强的临床医护人员、感染管理人员组成感染控制技术小组,以加强对结核病感染控制的技术指导。

2.开展本机构肺结核感染的危险性评估

统计本机构及机构中特定区域每年发现的传染性肺结核患者数;统计传染性肺结核患者在本机构或机构中特定区域的停留时间;本机构或机构中特定区域是否存在导致空气中结核分枝杆菌浓度上升的因素,如通风环境、中央空调、痰液收集等。根据上述内容确定本机构及机构中特定区域的危险级别。易发生结核分枝杆菌交叉感染的高危环境包括候诊室和走廊、门急诊、病房、实验室和放射检查室。

3.制订本机构的结核病感染预防与控制计划

根据本地区结核病和艾滋病流行情况、本机构的诊疗条件等,制订本机构结核病感染预防与控制计划,并确定专门机构或专人负责计划的实施。结核病感染预防与控制计划应当包括本机构中结核病感染的危险区域、危险场合的界定及危险级别的确定,采取的结核病感染预防与控制措施,所需要的基本条件和设备,涉及的相关工作人员及其职责、时间安排和经费预算。

4.建立健全的结核病感染预防与控制的规章制度和工作规范

建立健全的结核病防治人员工作制度、接诊制度、卫生管理制度、消毒隔离制度、感染监测制度、污物处理制度、个人防护制度等,并指定专人负责监督和检查各项管理制度的落实。

5.相关工作人员开展技术培训

为可能暴露于有结核分枝杆菌环境的结核防治机构和医疗卫生机构的工作人员开展感染预防与控制、职业安全防护的技术培训,提高自我防范意识。

6.开展预防结核病传播的宣传教育

在接诊肺结核患者和疑似肺结核患者时, 应对其进行预防结核病传播的宣传教育,使其掌握减少结核病传播的简单方法,降低飞沫传播感染他人的可能性。

(二)环境控制

环境控制是医疗卫生机构预防结核分枝杆菌感染的第二道防线,主要作用是降低空气中的飞沫浓度。通常情况下,很难消除各类人群暴露于结核分枝杆菌的风险,这就需要在高危区域使用多种环境控制措施以降低空气中的飞沫浓度。这些措施包括自然通风、机械通风、使用高效微粒空气过滤器等。

1.自然通风

自然通风是一种最简单、最经济的环境控制措施。通过打开的门窗等通路确保室内外空气流动畅通,以降低飞沫的浓度,从而控制结核感染。存在结核病传染危险的机构及机构内的特定区域,应保持良好的通风(最好是通路相对),避免通风不畅、拥挤不堪。对于自然通风不畅的房间,可对房间进行重新设计或改造,以确保有良好的通风条件。应注意的是某一房间的通路应直接通往户外,而不是通往其他病区或候诊室。

2.机械通风

机械通风是一种较复杂、较昂贵的环境控制措施。在自然通风不良或不能进行自然通风的条件下,可采取机械通风,以降低飞沫的浓度。机械通风一般采用窗扇、排气扇等加强室内外空气的流动,或应用负压装置使一定区域产生负压状态,使空气从邻近区域吸入后直接排放到室外,从而降低区域内飞沫的浓度。

3.高效微粒空气过滤器

高效微粒空气过滤器主要适用于有限患者的较小区域或较小且相对封闭的区域。高效微粒空气过滤器可以随意放置或被暂时固定在地板或天花板上,以最大限度地减少室内空间的占用,但此种方式较昂贵且必须及时对过滤器进行清洗和维护。目前认为,只在隔离房间安装空气过滤器是一个较经济有效的措施。这种装置独立于中央空调系统,价格较低,而起到的保护作用可能比对整个建筑物进行过滤还要明显。总之,空气过滤在控制结核病中的作用仍然是有限的,且受经济条件的影响。

4.在肺结核门诊、指定的专门实验室、放射检查区和病区,可根据实际情况酌情选用下述消毒方法

(1)室内空气消毒

● 气溶胶喷雾消毒:在无人情况下,可用含有效氯或有效溴 1000~2000mg/L 的消毒液,或 0.2%~0.5%的过氧乙酸,按 300mL/m² 对患者居室进行喷雾消毒,密闭作用 60min 以上;也可使用季铵盐类消毒剂、酚类消毒剂等进行消毒。

● 熏蒸消毒:将过氧乙酸稀释成 5000~10 000mg/L 的水溶液,在 60%~80% 相对湿度及室温下加热蒸发,过氧乙酸量按 1g/m³ 计算,熏蒸消毒 2h。消毒时室内必须无人,消毒后注意开窗通风换气。

● 紫外线照射消毒:在室内无人条件下,可选择紫外线灯进行消毒,一般按每立方米空间装紫外线灯的瓦数≥1.5W,计算出装灯数。考虑到紫外线兼有表面消毒和空气消毒的双重作用,可安装在桌面上方 1m 处。不考虑表面消毒的房间可吸顶安装。也可采用活动式紫外线灯照射。照射时间一般应大于 30min。使用新的紫外线灯的辐照强度不得低于 90μw/cm²,使用中的紫外线灯的辐照强度不得低于 70μw/cm²,当紫外线灯的辐照强度低于 70μw/cm² 应及时更换灯管。

(2)地面和物体表面的清洁和消毒

地面和物体表面应当每日定时清洁,有污染时按以下方法消毒。

● 地面要湿式拖扫,用 0.2%的过氧乙酸拖地或含有效氯为 1000~2000mg/L 的含氯消毒液喷洒(拖地)。

● 桌、椅、柜、门(门把手)、窗、病历夹和医用仪器设备(有特殊要求的除外)等物体表面可用含有效氯为 1000~2000mg/L 的含氯消毒液擦拭消毒。

（3）其他物品的消毒及处理

● 每个病床须设置加盖容器,装足量含有效氯为 1000~2000mg/L 的含氯消毒液,用来随时消毒排泄物和分泌物,作用时间 30~60min。消毒后的排泄物和分泌物按照相关生物安全处理。每天应当对痰具进行高压灭菌或高水平消毒。

● 患者使用的便器、浴盆等要定时消毒,用含有效氯为 1000~2000mg/L 的含氯消毒液浸泡 30min。

● 呼吸治疗装置使用前应当进行灭菌或高水平消毒,尽量使用一次性管道,重复使用的各种管道应当在使用后立即用含有效氯为 2000mg/L 的含氯消毒液浸泡,浸泡30min 后再清洗,然后进行灭菌处理。

● 每个诊室、病房备有单独的听诊器、血压计、体温计等物品,每次使用前后用 75% 的乙醇擦拭消毒。

● 患者的生活垃圾和医务人员使用后的口罩、帽子、手套、鞋套及其他医疗废弃物均按《医疗废物管理条例》及《医疗卫生机构医疗废物管理办法》执行。

（4）终末消毒

患者出院、转院或死亡后,病房必须按照上述方法进行终末消毒。

五、人员防护

个人防护是管理措施和环境控制的有益补充,是在管理措施和环境控制前仍不能有效降低飞沫浓度的情况下,通过让结核病患者佩戴外科口罩、医务人员佩戴 N95 口罩等措施进行防护,保护特定人群。

(一)结核病患者佩戴外科口罩

合适的口罩能够阻止病原微生物通过佩戴者的口鼻扩散到他人,但不能防止佩戴者吸入传染性飞沫。因此,佩戴合适的口罩能减少戴口罩者传染他人的风险。肺结核可疑症状者或肺结核患者在医疗卫生机构就诊时,应尽可能佩戴口罩。疑似或已知传染性肺结核患者在离开隔离室进行必要的医学检查或转诊时,也应佩戴合适的口罩。教会患者正确佩戴合适的口罩,是发挥口罩预防作用的重要前提。

(二)医务人员佩戴 N95 医用防护性口罩

防护性的口罩具有一定标准的滤过能力,与面部结合更紧密,能更好地覆盖口鼻,能阻止传染性结核分枝杆菌微粒的通过,起到预防和控制感染的作用,但价格较贵。有条件的机构可为医务人员提供防护性口罩来防止医务人员吸入传染性飞沫。

六、注意事项

- 肺结核是一种长期严重危害人们健康的慢性传染病。
- 肺结核主要通过呼吸道传播,人人都有可能被感染。
- 咳嗽、咳痰 2 周以上,或痰中带血丝,应当怀疑患有肺结核,要及时就诊。
- 不随地吐痰,咳嗽、打喷嚏时掩口鼻,佩戴口罩可以减少肺结核的传播。
- 只要坚持全程规范治疗,绝大多数肺结核患者是可以治愈的,还可避免传染他人。
- 如为在校学生,在出现肺结核可疑症状或被诊断为肺结核后,应当主动向学校报告,不得隐瞒病情,不能带病上课。
- 养成勤开窗通风的习惯。
- 保证充足的睡眠,合理膳食,加强体育锻炼,提高抵御疾病的能力。
- 在区级结核病防治机构检查和治疗肺结核,可享受国家免费政策。

第九节　手足口病

一、疾病简介

手足口病是由多种肠道病毒引起的常见传染病,以婴幼儿发病率最高。大多数患者症状轻微,以发热和手、足、口腔等部位的皮疹或疱疹为主要特征。少数患者可并发无菌性脑膜炎、脑炎、急性弛缓性麻痹、呼吸道感染、心肌炎等,个别重症患儿病情进展快,易死亡。儿童和成人感染后多不发病,但能够传播病毒。肠道病毒传染性强,易引起暴发或流行。

二、病原学

引起手足口病的病毒属于小 RNA 病毒科肠道病毒属,包括柯萨奇病毒 A 组的 2、4、5、7、9、10、16 型等,B 组的 1、2、3、4、5 型等,肠道病毒 71(EV71)型,埃可病毒等。其中以 EV71 及柯萨奇 A 组病毒 16 型较为常见。

肠道病毒适合在湿热的环境下生存与传播,75%的乙醇和 5%的来苏尔不能将其灭活,对乙醚、脱氧胆酸盐等不敏感,对紫外线敏感,各种氧化剂(高锰酸钾、漂白粉等)、甲醛、碘酒在温度为 56℃时 30min 可以灭活病毒。病毒在 4℃可存活一年,−20℃可长期保存,在外环境中可长期存活。

三、流行病学

(一)传染源

人类是肠道病毒的唯一宿主,患者和隐性感染者均为本病的传染源,隐性感染者难以鉴别和发现。发病前数天,感染者咽部和粪便就可检出病毒,通常以发病后一周内的传染性最强。

(二)传播途径

肠道病毒可经胃肠道(粪—口途径)传播,也可经呼吸道(飞沫、咳嗽、打喷嚏等)传播,亦可因接触患者口鼻分泌物、皮肤或黏膜疱疹液及被污染的手、物品等传播。尚不能明确是否可经水或食物传播。

(三)易感性

肠道病毒普遍易感。不同年龄组均可感染发病,以 5 岁及以下儿童为主,尤以 3 岁及以下儿童发病率最高。显性感染和隐形感染后均可获得特异性免疫力,产生的中和抗体可在体内存留较长的时间,对同血清型的病毒产生比较牢固的免疫力,但在不同的血清型间鲜有交叉免疫。

(四)流行特征

该病的流行无明显的地区性,全年均可发生,一般 5~7 月为发病高峰期。托幼机构等地可发生暴发。肠道病毒传染性强、隐性感染比例较大、传播途径复杂、传播速度快、控制难度大,容易出现暴发和短时间内较大范围的流行。

四、临床表现

手足口病潜伏期为 2~10 天,平均为 3~5 天,病程一般为 7~10 天。急性起病,发热,口腔黏膜出现散在疱疹,手、足和臀部出现斑丘疹、疱疹。在疱疹周围可有炎性红晕,泡内液体较少,也可伴有咳嗽、流涕、食欲缺乏等症状。部分患者无发热,仅表现为皮疹或疱疹。一般预后良好,少数病例,特别是 EV71 感染的患儿,可出现脑膜炎、脑炎、脑脊髓炎、神经源性水肿、循环障碍等,病情凶险,可导致死亡或留有后遗症。

五、消毒

患者的家里、托幼机构和小学的消毒应在当地疾病预防控制机构的指导下,由单位及时进行消毒;医疗机构的消毒由医疗机构安排专人进行消毒。消毒方法参见《消毒技术规范》(2002 版)和《手足口病疫源地消毒指南》。

消毒重点是室内空气及被污染的用具。①室内空气提倡自然通风,对室内外环境及物体表面,易采用喷洒和擦拭进行消毒。由于病原体不断变迁,常用的75%的乙醇、5%的来苏尔、乙醚和脱氧胆酸盐对肠道病毒没有作用,但对紫外线敏感,病毒在 50℃时可被迅速灭活。②被污染的用具宜采用高效消毒剂进行喷洒或擦拭消毒,也可选择热力杀菌或紫外线辐照杀菌。

由于手足口病病毒的特性,消毒剂一般选择中效或高效消毒剂,如碘附、含氯(溴)制剂(84 消毒液、二溴海因消毒片和漂白粉)、过氧化物类制剂(过氧乙酸、过氧化氢和二氧化氯)等,消毒剂的配置浓度依照产品说明使用。

(一)消毒方法

1.随时消毒

● 随时消毒是指对患儿污染的物品和场所及时进行的消毒处理。患儿居家治疗的,不可在传染期前往托幼机构或学校,也不可与其他儿童接触,患病期间应对患儿家随时消毒。医疗机构应设立手足口病的专门病区,患儿住院期间做好随时消毒。随时消毒特别要注意下列物品和场所:分泌物或排泄物(粪便、疱疹液等)及其污染的场所和物品、生活用具、手、衣服、被褥、生活污水及污物。

● 医护人员和陪护应做好卫生防护;在诊疗和护理工作结束后,应洗手并消毒。

● 儿科门诊、儿科病房、发热门诊、感染性疾病科等诊疗患儿的场所可采取通风(包括自然通风和机械通风),也可采用循环风式空气消毒机进行空气消毒,无人条件下还可用紫外线对空气消毒,不必常规采用喷洒消毒剂的方法对室内空气进行消毒。

2.终末消毒

终末消毒是指传染源(包括患儿和隐性感染者)离开有关场所后进行彻底的消毒处理,应确保终末消毒后的场所及其中的各种物品不再有病原体的存在。终末消毒特别要注意患儿家、托幼机构、小学和病房。

- 当患儿住院、康复或死亡后,应及时做好患儿家的终末消毒。患儿家终末消毒的对象包括:患儿家的地面、墙壁,桌、椅等家具台面,门把手,患儿的奶嘴、奶瓶、餐(饮)具、衣服、被褥等生活用品,学习用品,玩具,患儿家的厕所、卫生间、垃圾、污水等。

- 发生疫情的托幼机构和小学停课后应及时做好终末消毒,包括:校区内的室内外地面和墙壁(墙壁只可消毒至 2m 高),门把手、楼梯及其扶手,场所内的各种物体表面,特别要注意患儿的衣服、被褥、学习用品、玩具、奶瓶和餐(饮)具、厕所、卫生间、污水、垃圾等。

- 医疗机构的儿科门诊、发热门诊、手足口病门诊等在每日工作结束后,以及手足口病患儿的病房在患者离开或死亡后,均应做好终末消毒工作,包括:地面、墙壁,桌、椅、床头柜、床架等物体表面,患儿的衣服、被褥、洗脸盆、便盆等生活用品,厕所等。

3.预防性消毒

- 在手足口病流行期间,无患病儿童的家庭,应注意家庭成员的个人和环境卫生。个人卫生应注意勤洗手、洗澡,勤换洗衣物,勤晾晒被褥。每天开窗通风 2~3 次,每次不少于 30min。家庭地面和桌、椅、床、柜、门把手等各种物体表面应做好卫生清洁。婴儿的奶嘴、奶瓶煮沸消毒 20min 后使用。儿童玩具定期清洗。做好厨房和卫生间的卫生。特别是有小孩的家庭,家庭成员回家后应及时洗手、更衣,有客来访后要对相关物品进行清洁处理,必要时进行消毒。

- 在手足口病流行期间,没有发生手足口病疫情的托幼机构和小学均应做好预防性消毒工作。做好环境卫生及粪便无害化处理。保育员、教师要保持手部清洁,并教育指导儿童养成正确的洗手习惯。幼儿活动室、教室、宿舍等要保持良好通风。活动室、教室、宿舍等地面每天要进行湿式拖扫,每周末用含有效氯为 500mg/L 的含氯消毒液拖地一次。门把手、桌、椅等各种物体表面每天用清水擦拭,每周末用含有效氯为 500mg/L 的含氯消毒液擦拭消毒一次。要保持玩具清洁,并做好餐(饮)具消毒和食品卫生。

● 在手足口病流行期间,医疗机构应按照《消毒技术规范》(2002版)的要求做好常规消毒工作。儿科门诊、发热门诊和儿科病房等还要注意做到如下消毒工作。

体温表:做到一人一用一消毒,可使用含有效氯为500mg/L的含氯消毒剂浸泡15min,清水冲洗干净后备用。

压舌板:应使用一次性压舌板;非一次性压舌板采用高压蒸汽灭菌,一人一用一消毒。

非一次性用品:诊疗、护理患者过程中所使用的非一次性的仪器、医疗物品(如听诊器、血压计等)可用含有效氯为500mg/L的含氯消毒液擦拭,可以浸泡消毒的医疗器械等物品使用500mg/L含氯消毒剂浸泡消毒15min,需要灭菌的器械要做好清洗和灭菌工作。

医护和陪护人员在接触患者后均应严格洗手,手消毒用0.5%的碘附溶液或0.05%的过氧乙酸消毒液涂擦或浸泡,作用2~3min。特别需要注意常规的免洗消毒液对肠道病毒无效。

地面、墙壁、桌、椅和工作台面每天用含有效氯为500mg/L的含氯消毒液或0.5%的过氧乙酸溶液喷洒或擦拭消毒,作用15min。

(二)常见污染对象的消毒方法

1.室内空气

应注意开窗通风,保持室内空气流通。每日通风2~3次,每次不少于30min。患儿家、托幼机构和小学以自然通风为主,无法自然通风的可采用空调等机械通风措施。医疗机构应加强通风,可采取自然通风,也可采用循环风式空气消毒机进行空气消毒,无人条件下可用紫外线对空气消毒,不必采用常规喷洒消毒剂的方法对室内空气进行消毒。

2.地面和墙壁

对污染的地面和墙壁用含有效氯(溴)为1000mg/L的含氯(溴)消毒液喷洒消毒,作用15min。泥土墙吸液量为150~300mL/m²,水泥墙、木板墙和石灰墙吸液量为100mL/m²。对上述各种墙壁的喷洒消毒液不宜超过其吸液量。地面消毒先由外向内喷雾一次,喷药量为200~300mL/m²,待室内消毒完毕后,再由内向外重复喷雾一次。进行以上消毒处理时的作用时间应不少于15min。

3.物体表面

对门把手、楼梯扶手、床围栏、桌椅台面、水龙头等物体表面用含有效氯(溴)为 500mg/L 的含氯(溴)消毒液擦拭或喷洒消毒,作用 15min,必要时用清水擦拭干净以免腐蚀损坏。

4.排泄物和呕吐物

患者的排泄物、呕吐物等最好用固定容器盛放,稀薄的排泄物和呕吐物,每1000mL 可加漂白粉 50g 或含有效氯为 20 000mg/L 的含氯消毒液 2000mL,搅匀放置 2h。成形粪便不能用干漂白粉消毒,可用 20%的漂白粉乳剂(含有效氯 5%)或含有效氯为 50 000mg/L 的含氯消毒液 2 份加入 1 份粪便中,混匀后作用 2h。盛放排泄物或呕吐物的容器可用含有效氯(溴)为 5000mg/L 的含氯(溴)消毒液浸泡 15min,浸泡时消毒液要超过容器。被排泄物、呕吐物等污染的地面,用漂白粉或生石灰覆盖,作用 60min 后清理。

5.衣物、被褥等织物

患儿的衣服和被褥需要单独清洗,用 70℃以上热水浸泡 30min,患儿所用毛巾、擦手巾、尿布等每次清洗后煮沸 5min。

6.奶瓶和餐(饮)具

患儿的奶瓶、奶嘴应充分清洗并煮沸消毒 20min 后使用。餐(饮)具每天煮沸消毒 20min 或用二星级消毒碗柜消毒,也可用含有效氯为 250mg/L 的含氯消毒液浸泡 30min 后用清水冲洗干净。

7.玩具和学习用品

患儿接触过的玩具和学习用品用含有效氯为 500mg/L 的含氯消毒液擦拭或浸泡,作用 15min 后用清水擦拭或冲洗干净。

8.手部消毒

手部消毒用 0.5%的碘附溶液作用 2~3min 后用清水冲洗干净。看护人在给患儿换尿片、处理粪便或直接接触患儿分泌物、皮肤疱疹前后要按正确方法洗手,或进行手部消毒。特别需要注意常规的免洗消毒液对肠道病毒无效。

9.厕所和卫生间

患儿使用后的便盆、便池和坐便器先投入 50g 漂白粉,作用 60min 后再冲水。坐便器表面用含有效氯为 500mg/L 的含氯消毒液喷雾,擦拭消毒作用 15min。厕所和卫生间使用的拖把采用含有效氯为 1000mg/L 的含氯消毒液浸泡 15min 后用清水清洗。厕所和卫生间的拖把应专用。

10.垃圾

喷洒垃圾用含有效氯为 10 000mg/L 的含氯消毒液,作用 60min 后收集并进行无害化处理。

11.污水

污水按每升加 4g 漂白粉或 2 片消毒泡腾片搅匀,作用 60min。

六、注意事项

● 使用获得国家卫生健康委员会许可批件的消毒产品,凡获批准的消毒产品在其使用说明书和标签上均有批准文号。

● 使用消毒剂前详细阅读说明书。一般消毒剂具有毒性、腐蚀性和刺激性。消毒剂应在有效期内使用,仅用于手、皮肤、物体及外环境的消毒处理,切忌内服。消毒剂应避光保存,放置在儿童不易触及的地方。

● 疫源地消毒应在当地疾病预防控制机构的指导下,由有关单位及时进行消毒,或由当地疾病预防控制机构负责对其进行消毒处理。在医院中对传染病患者的终末消毒由医院安排专人进行。非专业消毒人员开展疫源地消毒前应接受培训。采取正确的消毒方法并做好个人防护,必要时应戴防护眼镜、口罩、手套等。

第十节　诺如病毒

一、疾病简介

诺如病毒变异快,环境抵抗力强,感染剂量低。感染后潜伏期短,排毒时间长,免疫保护时间短,且传播途径多样,人群普遍易感,因此,诺如病毒具有高度传染性和快速传播能力。诺如病毒感染发病的主要表现为腹泻和(或)呕吐,国际上通常称之为急性肠胃炎。我国一直将其列入丙类传染病中"其他感染性腹泻病(除霍乱、细菌性和阿米巴性痢疾、伤寒和副伤寒以外的感染性腹泻病)"进行报告管理，这在一定程度上影响了以呕吐为主要症状的诺如病毒感染病例及其暴发的报道。诺如病毒是全球急性肠胃炎散发病例和暴发疫情的主要致病源，疾病负担严重。2013年以来，我国其他感染性腹泻病暴发多以诺如病毒暴发为主，疫情暴发大幅增加，显著高于历年水平。

二、病原学

1968年，美国诺瓦克镇一所小学暴发急性肠胃炎。1972年，Kapikian等科学家在此次暴发疫情患者的粪便中发现一种直径约为27nm的病毒颗粒，将其命名为诺瓦克病毒。此后，世界各地陆续从急性肠胃炎患者的粪便中分离出多种形态与其相似但抗原性略异的病毒颗粒，统称为诺瓦克样病毒。由于此病毒呈圆形，无包膜，表面光滑，也称作小圆状结构病毒。1992年，诺瓦克病毒的全基因组序列被解析。此后根据基因组结构和系统发生的特征，诺瓦克病毒归属于杯状病毒科。2002年8月，第八届国际病毒命名委员会统一将诺瓦克样病毒改称为诺如病毒，并成为杯状病毒科的一个独立属——诺如病毒属。

三、流行病学

诺如病毒是导致人类急性病毒性腹泻的罪魁祸首之一，其对全球的危害日显严重，已引起人们的重视。诺如病毒分布广泛，可在一些公共场所如学校、幼儿园、医院等引起大范围的感染，是非菌性肠胃炎的主要病原，占非菌性腹泻暴发的19%~42%。

(一)传染源

人是肠道病毒的唯一宿主，患者和隐性感染者均为本病的传染源，且隐性感染者难以鉴别和发现。

(二)传播途径

感染对象为各年龄段的人，成人和学龄儿童均可发病。病毒主要分布在幼儿园、养老院、医院、学校、游船、旅游区等。以粪—口途径传播，可通过污染的水或间接接触被排泄物(包括摄入粪便或呕吐物产生的气溶胶)污染的环境而传播，还可以通过食源性传播，即通过被诺如病毒污染的食物进行传播，也可因食物在生产、运输和分发的过程中被含有诺如病毒的人类排泄物或其他物质(如水等)

所污染而传播。经水传播可由桶装水、市政供水、井水等饮用水源被污染所致。

(三)流行特征

诺如病毒具有明显的季节性,全球52.7%的病例和41.2%的暴发出现在冬季,78.9%的病例和71.0%的暴发出现在秋季,我国疫情高发期在每年10月至次年3月,诺如病毒因传染性强、隐形感染比例较大、传播途径复杂及传播速度快,导致控制难度大,容易出现暴发和短时间内较大范围的流行。诺如病毒的免疫保护力可持续6~24个月,即使先前感染过诺如病毒,同一个个体仍可重复感染同一毒株或不同毒株的诺如病毒。部分人群即使暴露于大剂量诺如病毒也不会感染,这可能与先天宿主因素和后天获得性免疫有关。诺如病毒主要通过患者的粪便排出,也可通过呕吐物排出。患者在潜伏期即可排出诺如病毒,排毒高峰在发病后2~5天,持续2~3周,最长排毒期有报道超过56天,在免疫抑制患者中的时间更长。

四、临床表现

潜伏期为24~48h,最短12h,最长72h。发病突然,主要症状为呕吐和腹泻,可伴有恶心、发热和腹痛。儿童病例以呕吐为主,成人病例腹泻较多,24h内腹泻4~8次,粪便为稀水便或水样便,无黏液脓血。大便常规镜检通常无炎性细胞且未见红细胞。原发感染患者的呕吐症状明显多于继发感染者,有些感染者仅表现出呕吐症状。此外,有些感染者也可见头痛、寒战、肌肉痛等症状,严重者可出现脱水。

五、消毒

(一)消毒处理的基本要求

出现腹泻、呕吐症状的患者,要对其进行隔离,尽快采取消毒措施。由于诺如病毒对常用的消毒剂抵抗力较强,应选用高效消毒剂或有效的物理消毒方法才能达到消毒的目的。

要特别注意患者的排泄物、呕吐物及其容器、餐(饮)具、食物、污水及厕所的彻底消毒,还要对患者经常接触的环境物体表面和疫点室内地面、墙壁、家具表面、衣服、家用物品、纸张、书报、垃圾等进行消毒。

正确的消毒方法对于阻断诺如病毒持续传播具有重要的作用,因此在消毒工作中要加强消毒质量的控制。学校和托幼机构等集体单位发生聚集性疑似诺如病毒感染后应在辖区的社区卫生服务中心或疾病预防控制机构的指导下,有针对性地开展消毒工作。消毒时应选择正确的消毒剂,合理使用消毒方法,加强对消毒液浓度的测定,对被污染的物品和场所逐件、逐区域消毒,做到不遗漏并保证消毒效果。

(二)预防性消毒

● 在诺如病毒感染非流行季节,无明确病例发生的学校、托幼机构等集体单位应以清洁为主。应加强通风,注意饮水、饮食卫生,保持好的环境卫生,清洁消毒工作按已有法规即可,不需要专门针对诺如病毒感染开展消毒工作。

● 在诺如病毒感染流行的季节,学校、托幼机构等集体单位除加强通风、保持好饮水、饮食卫生和环境卫生外,可对门把手、水龙头等人员经常接触的部位定期进行消毒。

● 学校、托幼机构等集体单位应配备洗手设施或者手部消毒剂,相关人员应及时洗手,必要时使用免洗型手部消毒剂进行手部消毒。

(三)疫源地消毒

患者尽量使用专用厕所或者坐便器,排泄物和呕吐物可用干漂白粉(加入量为排泄物的1/3)搅拌均匀,放置1~2h后倒入厕所内。患者的衣服、床单、餐(饮)具等可先煮沸消毒15~20min后再清洗。居室、地面、家具和器皿可用有效氯为1000mg/L的含氯消毒液拖拭或擦拭消毒。患者和家属的手可在饭前便后用0.5%的碘附溶液(含有效碘5000mg/L)涂擦,作用1~3min。进行环境清洁和消毒时应做好个人卫生防护,戴口罩、隔离衣和手套,脱去手套应及时清洁和消毒手部,清洁用品(地拖、抹布和桶等)使用后也需清洗和消毒。加强室内的通风换气。

(四)重点消毒

在流行区消毒时,要针对流行环节采取严格的消毒措施。

● 要加强对食品餐(饮)具的消毒,学校、托幼机构等集体单位要按食品安全法的要求加强消毒工作。发生病例的学校、托幼机构等集体单位应加强对集中用餐单位的食品安全教育和日常管理,并注意餐(饮)具的消毒。

● 经水传播可能是造成流行的重要途径,必须加强对饮用水的消毒和管理。

应尽快查明污染来源,开展病原学监测,直到连续两次呈阴性为止。必要时可用漂白粉对水体进行消毒。若井水可能受到污染,则必须消毒。消毒可投加漂白粉、二氯异氰尿酸钠、次氯酸钙等消毒剂进行消毒。井水的投加方式如有:①直接投加。根据估算的井水量,按照有效氯 2~4mg/L 计算,确定投放药物量,投放药物后井水的余氯量应保持为 0.3~0.5mg/L。每天的首次投放时间应在清晨居民未取水之前,药物投放半小时后可使用。若取水量大,每天应多次加药,保持井水的余氯量;②持续投加。在竹筒、小瓶、塑料袋等容器上面或旁边钻 4~6 个孔,孔的直径为 0.2~0.5cm,装漂白粉 250~500g,封住容器口后用浮筒或细绳使其浮于水中,利用取水时的振荡,使容器中的氯气慢慢从小孔放出,保持水中的余氯量。一次加药可持续消毒一周左右。井水消毒应定时测量水中的余氯浓度,据此调整加药量。

- 在发生疫情时,要确保自来水的生产安全,混合、凝集、沉淀、过滤和消毒各环节需要按规定操作,并确保水中的余氯量为 0.3~0.5mg/L。

- 粪便和生活污水的管理不善常导致水体污染、食物污染和环境污染,须加强消毒管理工作,确保无害化。要加强对发生病例学校和托幼机构内所有厕所的管理,对重点部位进行有效消毒。防止未经消毒的粪便经阴沟和管道排入水体,确保未经消毒的粪便不污染水体和周围环境。

参考文献

[1] 李兰娟,任红.传染病学[M].8 版.北京:人民卫生出版社,2013.

[2] 彭文伟.现代感染性疾病与传染病学[M].北京:科学出版社,2000.

[3] 丛显斌,股文武.鼠疫应急手册[M].北京:北京大学医学出版社,2009.

[4] WS279—2008.鼠疫诊断标准[S].中华人民共和国卫生部,2008.

[5] 消毒技术规范(2002 年版)[S].北京:中华人民共和国卫生部,2002.

[6] GB19193—2015.疫源地消毒总则[S].中华人民共和国国家质量监督检验检疫总局,2015.

[7] WS/T311—2009.医院隔离技术规范[S].中华人民共和国卫生部,2009.

[8] 毕振强.SARS 的流行病学特征[J].中华疾病控制杂志,2004,8(2):148–151.

[9] 任淑敏.传染性非典型肺炎病原学的研究进展[J].中华流行病学杂志,2003,24(5):342–343.

[10] 梁国栋.传染性非典型肺炎病原学研究进展[J].中华实验和临床病毒学杂志,2003,(3):88–91.

［11］丁钢强.传染性非典型肺炎的流行概况和病源学研究［J］.浙江中医大学学报,2003,27(4):3–5.

［12］范学工.新发传染病学［M］.长沙:中南大学出版社,2007.

［13］张静.伤寒、副伤寒干预方法与实践［M］.北京:中国科学技术出版社,2015.

［14］张玲霞,周先志.现代传染病学［M］.北京:人民军医出版社,2010.

［15］李兰娟.传染病学［M］.2 版.北京:高等教育出版社,2011.

［16］王大力,李晔,李铁峰,等.中国布鲁菌病防控新方法的探索［M］.北京:人民卫生出版社,2017.

［17］刘怡芳,吕杰,徐文体,等.天津市 2001—2014 年布鲁菌病流行特征及职业人群血清学调查［J］.中国公共卫生,2015,31(11):1447–1449.

［18］宋广德,邹建芳,赵玉军,等.2010—2016 年山东省布鲁氏菌病流行病学特征分析［J］.中国病原生物学杂志,2017,12(11):1099–1101.

［19］WS283—2008.炭疽诊断标准［S］.中华人民共和国卫生部,2008.

［20］廖巧红,冉陆,靳淼,等.诺如病毒感染暴发调查和预防控制技术指南(2015 版)［J］.中华预防医学杂志,2015,5(6):448–458.

第七章　近年全球新发传染病

第一节　新型冠状病毒肺炎

一、疾病简介

　　该病作为急性呼吸道传染病已纳入《中华人民共和国传染病防治法》规定的乙类传染病,并按甲类传染病管理。2020 年 2 月 7 日国家卫生健康委员会将"新型冠状病毒感染的肺炎"暂命名为"新型冠状病毒肺炎",简称"新冠肺炎";英文名称为"Novel Coronavirus Pneumonia", 简称 "NCP"。2020 年 2 月 11 日世界卫生组织(WHO) 宣布,将新型冠状病毒肺炎命名为 "COVID-19"(Corona Virus Disease 2019)。2020 年 2 月 21 日国家卫生健康委员会将"新型冠状病毒肺炎"英文名称修订为"COVID-19",与 WHO 命名保持一致,中文名称保持不变(以下简称"新冠肺炎")。国家卫生健康委员会组织相关专家制定了《新型冠状病毒感染的肺炎诊疗方案(试行)》和《新型冠状病毒感染的肺炎防控方案》,随着对疫情流行病学和病原学认识的不断深入,相关方案在不断更新。本章涉及的相关内容以新型冠状病毒肺炎诊疗方案(试行第七版)和新型冠状病毒肺炎防控方案(第六版)为依据。

二、病原学

　　冠状病毒是自然界广泛存在的一大类病毒,也是人畜共患病毒的一大家族,国际病毒学分类委员会将冠状病毒科分为 4 个属,即 α、β、γ 和 δ 属。2019 年的新型冠状病毒(2019-nCoV)是被发现的第 7 种人可感染的冠状病毒,属于 β 属,有包膜,颗粒呈圆形或椭圆形,常为多形性,直径为 60~140nm。其基因特征与

SARS-CoV 和 MERS-CoV 有明显区别。目前研究显示,与蝙蝠 SARS 样冠状病毒(bat-SL-CoVZC45)同源性达 85% 以上。在体外分离培养时,新型冠状病毒 96h 左右即可在人呼吸道上皮细胞内发现,而在 vero E6 和 Huh-7 细胞系中分离培养需要约 6 天。

对冠状病毒理化特性的认识大多来自对 SARS-CoV 和 MERS-CoV 的研究。病毒对紫外线和热比较敏感,56℃ 30min 条件下乙醚、75% 的乙醇、含氯消毒剂、过氧乙酸、氯仿等脂溶剂均可有效灭活病毒,氯己定不能有效灭活冠状病毒。

有文献报道,SARS-CoV 在外界环境物品中具有较强的生存能力,其存活情况受温、湿度影响较大,干燥的病毒在光滑的表面上,在 22~25℃ 和相对湿度 40%~50% 的情况下,即典型的空调环境下,可保持 5 天以上的生存能力。其在低温、低湿环境下,具有很好的稳定性;在 4℃ 的情况下,在医院污水和生活污水中可存活 14 天以上,在粪尿中可存活 17 天以上。因此对患者生活的环境、可能污染的物品、废弃物、污水、排泄物等进行随时消毒和终末消毒是十分必要的。

三、流行病学

(一)传染源

新冠肺炎的传染源主要是确诊患者和无症状感染者;新冠病毒污染的进口冷链物品,在特定情况下也可能造成接触者发生感染。

(二)传播途径

经呼吸道飞沫和密切接触是新冠肺炎的主要传播途径。在相对密闭的环境中长时间暴露于高浓度气溶胶的情况下存在经气溶胶传播的可能,其他传播途径尚待明确。由于在粪便和尿液中可分离到新型冠状病毒,所以应注意粪便及尿液对环境造成的污染。

(三)易感人群

新冠肺炎人群普遍易感。其中老年人和患有哮喘、糖尿病、心脏病等基础疾病的人感染病毒的风险可能增加。

四、临床表现

基于目前的流行病学调查和研究结果,新冠肺炎潜伏期大多为 1~14 天。

以发热、干咳和乏力为主要表现,少数患者伴有鼻塞、流涕、咽痛、肌痛、腹泻等症状。重症患者多在发病一周后出现呼吸困难和(或)低氧血症,严重者可迅速进展为急性呼吸窘迫综合征、脓毒症休克、难以纠正的代谢性酸中毒和凝血功能障碍、多器官功能衰竭等。值得注意的是重型、危重型患者的病程可为中低热、甚至无明显发热。部分儿童和新生儿病例症状可不典型,表现为呕吐、腹泻等消化道症状,或仅表现为神经衰弱和呼吸急促。轻型患者仅表现为低热、轻微乏力等,无肺炎表现。

从目前收治的患者情况看,多数患者预后良好,少数患者病情危重。老年人和有慢性基础疾病的患者预后较差。患有新冠肺炎的孕产妇临床过程与同龄患者相近。儿童患者症状相对较轻。

五、消毒

医疗机构应当按照《医疗机构内新型冠状病毒感染预防与控制技术指南》的要求,严格做好院内感染控制。同时,严格按照《医疗机构消毒技术规范》《医院空气净化管理规范》做好医疗器械、污染物品、物体表面、地面、空气等的清洁与消毒。根据《医疗废物管理条例》《医疗卫生机构医疗废物管理办法》做好医疗废物的处置和管理。

做好疑似病例、确诊病例和无症状感染者居住过的场所,如家庭、医疗机构隔离病房、转运工具、医学观察场所等特定场所的消毒,做好流行病学调查、隔离病区及医学观察场所工作人员和参与疑似与确诊病例的转运、尸体处理、环境清洁消毒、标本采集、实验室工作等特定人群的防护,具体要求按照中国疾控中心印发的《特定场所消毒技术指南》和《特定人群个人防护指南》执行。

1.消毒原则

(1)范围和对象的确定

根据流行病学调查的结果确定现场消毒的范围、对象和时限。疑似病例、确诊病例和无症状感染者居住过的场所,如家庭、医疗机构隔离病房、转运工具等应进行随时消毒,在患者出院或死亡后,无症状感染者核酸检测转阴后均应进行终末消毒。

如果社区出现疑似病例、确诊病例或暴发疫情,将其可能污染的范围确定为疫点。原则上,患者发病前3天至隔离治疗前所到过的场所,患者停留时间超过1h、空间较小且通风不良的场所,均应列为疫点进行管理。

(2)方法的选择

医疗机构应尽量选择一次性诊疗用品,非一次性诊疗用品应首选压力蒸汽灭菌,不耐热物品可选择化学消毒剂或低温灭菌设备进行消毒和灭菌。物体表面可选择含氯消毒剂、二氧化氯等消毒剂擦拭,喷洒或浸泡消毒。手部和皮肤建议选择有效的消毒剂如碘附、过氧化氢消毒剂等或用速干手部消毒剂擦拭消毒。室内空气消毒可选择过氧乙酸、二氧化氯、过氧化氢等消毒剂喷雾消毒。所用消毒产品应符合国家卫生健康部门的管理要求。

2.终末消毒

终末消毒是指传染源离开有关场所后进行的彻底消毒处理,应确保终末消毒后的场所及其中的各种物品不再有病原体的存在。终末消毒对象包括疑似病例、确诊病例和无症状感染者排出的污染物(血液、分泌物、呕吐物、排泄物等)及其可能污染的物品和场所,不必对室外环境(包括空气)开展大面积消毒。疑似病例、确诊病例和无症状感染者短暂活动过的无明显污染物的场所,无须进行终末消毒。

(1)患者的家里

在患者住院或死亡后,无症状感染者核酸检测转阴后均应进行终末消毒,包括:居室地面、墙壁,桌、椅等家具台面,门把手,患者的餐(饮)具、衣服、被褥等生活用品,玩具、卫生间等。

(2)交通运输工具

疑似病例、确诊病例和无症状感染者离开后应对交通运输工具进行终末消毒,包括:舱室内壁、座椅、卧铺、桌面等物体表面,餐(饮)具,所用寝(卧)具等纺织品,排泄物、呕吐物及其污染的物品和场所,火车、飞机的卫生间等。

(3)医疗机构

医疗机构的发热门诊、感染科门诊等每日工作结束后,以及病区隔离病房,在患者出院或死亡后,无症状感染者核酸检测转阴后,均应做好终末消毒,包括:地面、墙壁,桌、椅、床头柜、床架等物体表面,患者衣服、被褥等生活用品及相关诊疗用品,以及室内空气等。

(4)终末消毒程序

终末消毒程序按照《疫源地消毒总则》(GB19193—2015)附录 A 执行。现场消毒人员在配制和使用化学消毒剂时应做好个人防护。

3.常见污染对象的消毒方法

(1)室内空气

居住过的场所如家庭、医疗机构隔离病房等室内空气的终末消毒可参照《医院空气净化管理规范》(WS/T368—2012),在无人条件下可选择过氧乙酸、二氧化氯、过氧化氢等消毒剂,采用气溶胶喷雾法进行消毒。

(2)污染物(患者血液、分泌物和呕吐物)

少量污染物可用一次性吸水材料(如纱布、抹布等)蘸取含有效氯为 5000~10 000mg/L 的含氯消毒液或用能达到高水平消毒的消毒湿(干)巾小心移除。大量污染物应使用含吸水成分的消毒粉或漂白粉完全覆盖,或用一次性吸水材料完全覆盖后用足量的含有效氯为 5000~10 000mg/L 的含氯消毒液浇在吸水材料上,作用 30min 以上,要清除干净。清除过程中避免接触污染物,清理的污染物按医疗废物集中处置。患者的分泌物、呕吐物等应有专门容器收集,用含有效氯为 20 000mg/L 的含氯消毒液,按污染物与药的比例为 1:2 浸泡消毒 2h。

清除污染物后,应对污染环境的物体表面进行消毒。盛放污染物的容器可用有效氯 5000mg/L 的含氯消毒剂溶液浸泡消毒 30min,然后清洗干净。

(3)粪便和污水

具有独立化粪池时,在进入市政排水管网前须进行消毒处理,定期投加含氯消毒剂。池内投加含氯消毒剂(初次投加,要含有效氯 40mg/L 以上),并确保消毒1.5h 后总余氯量达 10mg/L。消毒后污水应当符合《医疗机构水污染物排放标准》(GB18466—2005)。

无独立化粪池时,使用专门容器收集排泄物,消毒处理后再排放。消毒用含有效氯为 20 000mg/L 的含氯消毒液,按粪与药的比例为 1:2 浸泡消毒 2h;若有大量稀释排泄物,应用含有效氯为 70%~80%的漂白粉,按粪与药的比例为 20:1,加药后充分搅匀,消毒 2h。

(4)地面和墙壁

有肉眼可见污染物时,应先完全清除污染物再消毒。无肉眼可见污染物时,可用含有效氯为 1000mg/L 的含氯消毒液或 500mg/L 的二氧化氯消毒液擦拭或喷洒消毒。地面消毒先由外向内喷洒一次，喷药量为 100~300mL/m²，待室内消毒完毕后，再由内向外重复喷洒一次。消毒作用时间应不少于 30min。

（5）物体表面

诊疗设施的表面以及床围栏、床头柜、家具、门把手、家居用品等有肉眼可见污染物时，应先完全清除污染物再消毒。无肉眼可见污染物时，用含有效氯为 1000mg/L 的含氯消毒液或 500mg/L 的二氧化氯消毒液进行喷洒、擦拭或浸泡消毒，作用 30min 后清水擦拭干净。

（6）衣服、被褥等纺织品

在收集时应避免产生气溶胶，建议均按医疗废物集中处理。无肉眼可见污染物时，若须重复使用，可用流通蒸汽或煮沸消毒 30min；或先用含有效氯为 500mg/L 的含氯消毒液浸泡 30min，然后常规清洗；或采用水溶性包装袋盛装后直接投入洗衣机中，同时进行洗涤消毒 30min，并保持 500mg/L 的有效氯含量；贵重衣物可选用环氧乙烷消毒法进行消毒处理。

（7）手卫生

参与消毒现场工作的所有人员均应加强手卫生，可选用含醇速干手部消毒剂或醇类复配速干手部消毒剂，或直接用 75% 的乙醇进行擦拭消毒；醇类过敏者，可选择季铵盐类等有效的非醇类手部消毒剂；特殊条件下，也可使用 3% 的过氧化氢消毒剂、0.5% 的碘附、0.05% 的含氯消毒剂等擦拭或浸泡双手，并适当延长消毒作用时间。有肉眼可见污染物时，应先使用洗手液在流动水下洗手，然后按上述方法消毒。

（8）皮肤和黏膜

皮肤被污染物污染时，应立即清除污染物，再用一次性吸水材料蘸取 0.5% 的碘附或过氧化氢消毒剂擦拭消毒 3min 以上，使用清水清洗干净；黏膜应用大量生理盐水冲洗或 0.05% 的碘附冲洗消毒。

（9）餐（饮）具

餐（饮）具清除食物残渣后，煮沸消毒 30min，也可用含有效氯为 500mg/L 的含氯消毒液浸泡 30min 后用清水洗净。

(10)交通运输和转运工具

应先进行污染情况评估,火车、汽车和轮船有可见污染物时,应先使用一次性吸水材料蘸取含有效氯为 5000~10 000mg/L 的含氯消毒液或用能达到高水平消毒效果的消毒湿(干)巾清除污染物,再用含有效氯为 1000mg/L 的含氯消毒液或 500mg/L 的二氧化氯消毒液进行喷洒或擦拭消毒,作用 30min 后清水擦拭干净。对飞机机舱进行消毒时,消毒剂种类和剂量要按照中国民航的有关规定。织物、坐垫、枕头、床单等建议按照医疗废物集中处理。

(11)患者的生活垃圾

患者生活垃圾按照医疗废物处理。

(12)医疗废物

医疗废物的处置应遵循《医疗废物管理条例》和《医疗卫生机构医疗废物管理办法》的要求,规范使用双层黄色医疗废物收集袋封装后按照常规处置流程进行处置。

(13)尸体处理

患者死亡后,要尽量减少尸体的移动和搬运,应由经过培训的工作人员在严密的防护下及时进行处理。用含有效氯为 3000~5000mg/L 的含氯消毒剂或 0.5% 的过氧乙酸棉球或纱布填塞患者的口、鼻、耳、肛门、气管切开处等所有开放通道或创口;用浸有消毒液的双层布单包裹尸体,装入双层尸袋中,由民政部门派专用车辆直接送至指定地点尽快火化。

(14)注意事项

现场消毒工作应在当地疾病预防控制机构的指导下,由有关单位及时进行消毒,或由当地疾病预防控制机构负责对其进行消毒处理。医疗机构的随时消毒和终末消毒由医疗机构安排专人进行,疾病预防控制机构做好技术指导。非专业人员开展消毒工作前应接受当地疾病预防控制机构的专业培训,采取正确的消毒方法并做好个人防护。

4.消毒效果的评价

必要时应及时对物体表面、空气、手部等消毒效果进行评价,由具备检验、检测资质的实验室相关人员进行。

（1）物体表面

按《医院消毒卫生标准》（GB15982—2012）附录 A 进行消毒前后物体表面的采样，消毒后采样液为相应中和剂。

消毒效果评价一般以自然菌为指标，必要时可根据实际情况，用指示菌评价消毒效果，该指示菌抵抗力应等于或大于现有病原体的抵抗力。以自然菌为指标时，消毒后的消毒对象自然菌的杀灭率≥90%，可判为消毒合格；以指示菌为指标时，消毒后指示菌的杀灭率≥99.9%，可判为消毒合格。

（2）室内空气

按《医院消毒卫生标准》（GB15982—2012）附录 A 进行消毒前后的空气采样，消毒后采样中含相应中和剂。消毒后空气中自然菌的消亡率≥90%，可判为消毒合格。

（3）工作人员的手部

按《医院消毒卫生标准》（GB15982—2012）附录 A 进行消毒前后手部的采样，消毒后采样液含相应中和剂。消毒前后手部自然菌的杀灭率≥90%，可判为消毒合格。

（4）医院污水消毒效果

按《医疗机构水污染物排放标准》（GB18466—2005）相关规定进行评价。

六、特定人群个人防护用品的选择

● 对于隔离病区工作人员、医学观察场所工作人员、疑似和确诊病例转运人员，建议穿戴：工作服，一次性工作帽，一次性手套，医用一次性防护服，医用防护口罩、动力送风过滤式呼吸器，防护面屏或护目镜，工作鞋或胶靴，防水靴套等。

● 对于流行病学调查人员，开展密切接触者调查时，穿戴一次性工作帽、医用外科口罩、工作服、一次性手套，并与被调查对象保持 1m 以上的距离。开展疑似和确诊病例调查时建议穿戴：工作服，一次性工作帽，一次性手套，医用一次性防护服，KN95（N95）及以上颗粒物防护口罩、医用防护口罩，防护面屏或护目镜，工作鞋或胶靴，防水靴套等，对疑似和确诊病例也可考虑采取电话或视频方式流调。

● 对于标本采集人员、生物安全实验室的工作人员建议穿戴：工作服，一次性工作帽，双层手套，医用一次性防护服，KN95（N95）及以上颗粒物防护口罩、医用防护口罩、动力送风过滤式呼吸器，防护面屏，工作鞋或胶靴，防水靴套。必要时可加穿防水围裙或防水隔离衣。

● 对于环境清洁消毒人员、尸体处理人员建议穿戴：工作服，一次性工作帽，一次性手套和长袖加厚橡胶手套，医用一次性防护服，KN95（N95）及以上颗粒物防护口罩、医用防护口罩，工作鞋或胶靴，防水靴套，防水围裙，防水隔离衣等。

● 新冠肺炎疫情期间防护用品的选择依据天津卫生疾控中心〔2020〕107 号文件《新冠肺炎疫情防控期间疾病预防控制工作防护器械使用指南（暂行）》，具体见本书附录 C。

第二节　中东呼吸综合征

一、疾病简介

根据世界卫生组织（WHO）通报的"中东呼吸综合征"（MERS）疫情，部分国家出现聚集性疫情和医务人员感染。根据沙特阿拉伯对 402 例中东呼吸综合征感染病例的统计资料显示，医务人员感染者占 27%，医务人员感染者中 57.8% 为无症状或症状轻微。中东呼吸综合征已具备一定的人传人的能力，但尚无证据表明该病毒具有持续人传人的能力。

中东呼吸综合征是由一种冠状病毒引起的呼吸系统疾病。冠状病毒（MERS–CoV）属于冠状病毒科，β 类冠状病毒的 2c 亚群，有包膜，是基因组为线性非节段单股正链的 RNA 病毒。病毒粒子呈球形，直径为 120~160nm。基因组全长约 30kb。目前已经完成多株 MERS–CoV 的全基因组序列测定，从基因组序列分析，MERS–CoV 与 SARS 基因组相似性为 55% 左右。引起中东呼吸综合征的冠状病毒受体同 SARS 完全不同，SARS 的冠状病毒受体为血管紧张素转换酶 2（ACE2），表达该受体的细胞主要位于人的肺部组织，而很少分布在人的上呼吸道组织。中东呼吸综合征的冠状病毒受体为二肽基肽酶 4（DPP4，也称为 CD26），该受体与 ACE2 类似，主要分布于人的深部呼吸道组织，可以部分解释中东呼吸综合征的冠状病毒临床症状的严重性。2014 年在沙特阿拉伯地区分别从一个 MERS-CoV 感染的患者及其发病前接触过的单峰骆驼体内分离出基因序列完全相同的 MERS-CoV,同时在埃及、卡塔尔和沙特阿拉伯的其他地区的骆驼中也分离到和人感染病例分离的病毒株相匹配的病毒,并在非洲和中东的骆驼中发现 MERS-CoV 的抗体,因而骆驼可能是人类感染的来源。但不排除蝙蝠或其他动物是中东呼吸综合征冠状病毒的自然宿主。

二、消毒

疫点处理应采取边调查、边消毒的处理原则。负责现场消毒处置、流行病学调查、采样和医疗救治的工作人员要加强个人防护,在标准预防的基础上,要做好接触防护和呼吸道防护。严格按照《医疗机构消毒技术规范》,做好医疗器械、污染物品、物体表面、地面等的清洁与消毒;按照《医院空气净化管理规范》,加强诊疗环境的空气流通,必要时按照要求进行空气消毒。

(一)留观场所消毒处置

留观人员在接受流行病调查时应佩戴外科口罩,防止病毒在调查场所的扩散。

留观场所应对留观人员可能污染的物体表面和地面分别用含有效氯为 500mg/L 的含氯消毒液和 1000mg/L 的含氯消毒液每日进行预防性消毒一次,作用 1h 后用清水擦去残余消毒液。

留观人员变为疑似病例时,需要入院观察,离开留观场所后应尽快对留观场所进行终末消毒,物体表面用含有效氯为 1000mg/L 的含氯消毒液,地面用含有效氯为 2000mg/L 的含氯消毒液进行消毒处理。作用 2h 后用清水擦去残余消毒液。

(二)疑似病例与确诊病例场所的消毒

1.消毒范围与对象

疑似、确诊病例可能污染的场所,如生活、救治场所等,在患者死亡或离开后均应进行终末消毒处理,具体消毒范围应依据流行病学调查的结果确定,通常包括上述场所环境的物体表面和患者使用的物品。具体如下。

● 活动场所:房间、就餐场所、前台及患者可能活动的其他场所的环境表面和物体表面,如餐(饮)具、卫生洁具和床上用品,患者携带的私人物品等。

● 救治场所：患者就诊的诊室、病房及使用过的诊疗设备。

● 其他场所：患者在出现症状后至确诊隔离之前活动过的其他场所的环境表面。

2.消毒时机

在接到患者的发病信息后，立即出发进行消毒处理，可以边消毒边根据流行病学的调查结果调整消毒范围，多个场所均需要消毒时应同时进行，如消毒能力不足，可从患者最后的活动场所向活动前的场所依次进行消毒，无法及时消毒的其他场所应先采取隔离封闭措施。

3.消毒程序

● 在出发前，应当检查消毒用具、消毒剂和防护用品，做好准备工作。

● 消毒人员到达疫点后，应向有关人员说明来意，做好防疫宣传知识，禁止无关人员进入消毒区域内。

● 穿戴医用 N95 口罩、帽子、手套、防护眼镜、防护服、胶鞋等个人防护用品，必要时佩戴长袖橡胶手套和防水围裙。

● 仔细了解患者居住的房间、活动的场所，用过的物品、家具，呕吐物、污染物或者存放地点等，据此确定消毒范围和消毒对象。根据消毒对象及其污染情况，选择适宜的消毒方法。

● 进入疫点时，应当先消毒有关通道。

● 测量房屋、家具及地面需要消毒的面积和体积，估算消毒剂的用量。

● 消毒前应当关闭门窗和中央空调系统。

● 对室内地面、墙壁、家具和陈设物品消毒时，应当按照先上后下、先左后右的顺序，依次进行消毒。

● 患者用过的餐(饮)具、污染的衣物可进行煮沸或浸泡消毒，价值不大的物品和生活垃圾按医疗废物处理。

● 疫点消毒工作完毕后，脱下个人防护用品，重复使用的物品如防护眼镜等直接用消毒液浸泡消毒，其他一次性防护用品按医疗废物处理。所用消毒工具的表面用消毒剂进行擦洗消毒。

● 填写疫点终末消毒工作记录。

● 离开前通知相关人员进行开窗通风、擦拭和打扫。

4.消毒方法

中东呼吸综合征应严格按照《医疗机构消毒技术规范》,做好医疗器械、污染物品、物体表面、地面等的清洁与消毒,加强诊疗环境的空气流通,必要时按照《医院空气净化管理规范》要求进行空气消毒。

(1)病房,患者家的地面、墙壁等

一般物体表面用 0.2%~0.5%的过氧乙酸溶液或含有效氯为1000~2000mg/L的含氯消毒液喷雾。泥土墙吸液量为 150~300mL/m²,水泥墙、木板墙、石灰墙的吸液量为 100mL/m²,地面喷药量为 200~300mL/m²。待室内消毒完毕后,再由内向外重复喷雾一次,进行以上消毒处理,作用时间应不少于 1h。

(2)衣服和被褥等纺织品

在低温清洗过程中,用水和清洁剂清洗织物,然后用含有效氯为 1000mg/L的含氯试液浸泡大约 30min。最后还需要按照常规程序进行干燥。不提倡用手直接清洗污染的织物,但是在没有洗衣机或者没有电的情况下,在将被污染的织物取出容器后,放进装满热水和肥皂液的大的鼓形容器中,保证完全浸泡。用棍子搅拌后将水倒掉, 重新倒入干净的水并加入含有效氯为 1000mg/L 的漂白粉,再次浸泡 30min。取出织物并用干净的水冲洗。倒掉水将织物取出并干燥。尽可能避免喷溅。

对于重度污染的织物,如果不能实现绝对安全地清洗和消毒,可以将织物焚烧来降低处理织物的人员感染的风险。

(3)患者的体液、分泌物、呕吐物和排泄物

小面积污染等建议使用含消毒成分的吸湿材料覆盖并吸收后,按照医疗废物处理,再进行相应环境与物品的清洁消毒;较大范围污染的消毒,首选漂白粉覆盖,待液体吸收后清理,导入污水处理系统。

(4)餐(饮)具

餐(饮)具首选煮沸消毒 10min,也可用有效氯为 250~500mg/L 的含氯消毒剂溶液浸泡 15min 后再用清水洗净。

(5)生活用品和用具

用 0.2%~0.5%的过氧乙酸溶液或含有效氯为 1000~2000mg/L 的含氯消毒液对生活用品和用具进行浸泡、喷洒或擦洗消毒,作用 15min 后清水擦拭干净。

(6)患者的生活垃圾

对患者的生活垃圾按医疗废物处理。

(7)家用物品和家具

可用 0.2%~0.5% 的过氧乙酸溶液或含有效氯为 1000~2000mg/L 的有效氯消毒液擦拭或喷雾消毒 30min 后,再对易腐蚀的表面用清水清洗或擦拭。硬质物体表面可按一般物体表面进行消毒处理。贵重物品的物体表面建议用 75% 的乙醇擦拭。

(8)手、皮肤和黏膜

用 0.5% 的碘附溶液或 0.5% 的氯己定醇溶液涂擦,作用 1~3min。手部消毒也可用免洗消毒液涂擦,自然干燥后即可。人的皮肤、黏膜暴露于可疑患者的体液、分泌物或排泄物时,使用清水或肥皂水彻底清洗,然后用 0.5% 的碘附消毒液或醋酸氯己定醇溶液擦拭消毒。

三、人员防护

(一)对于留观者的防护

对于留观人员采用低风险防护。对预计不会直接接触患者或患者的血液、体液、呕吐物、排泄物及其污染物品的人员,做好标准的预防措施。

1.适用对象

适用于污染区域外的一般医务人员或其他辅助人员,或在患者转运、诊疗、流调过程中预计不会接触患者或患者的血液、体液、呕吐物、排泄物及其污染物品的工作人员,如密切接触者流调人员、工作组织者、司机、翻译、引导员等。

2.防护装备

防护装备包括工作服、工作鞋、一次性工作帽和一次性外科口罩。

(二)对于疑似和确诊患者采用中风险的防护

直接接触患者或可能接触患者少量血液、体液、呕吐物、排泄物及其污染物品的人员,采用加强防护措施。

1.适用对象

适用于对患者进行一般性诊疗工作的医务人员,近距离(1m 以内)接触患者的流调人员、标本采集人员、实验室检测人员、清洁消毒人员和转运患者的医务人员。

2.防护装备

防护装备包括:一次性工作帽,防护眼罩、防护面屏,医用防护口罩(N95 及以上),医用一次性防护服,一次性手套,工作鞋,一次性防水靴套。

(三)具体防护方法

1.防护装备

防护装备包括:一次性工作帽,一次性手套,防护眼罩、防护面屏,医用防护口罩(N95 及以上),医用一次性防护服,工作鞋,一次性防水靴套。如患者需要搬运,建议穿戴长袖橡胶手套和防水围裙。如环境中有大量体液、血液、呕吐物和排泄物,则改穿长筒胶靴。

2.穿戴顺序

步骤 1:更换个人衣物。

步骤 2:戴一次性工作帽。

步骤 3:戴医用防护口罩(N95 及以上)。

步骤 4:戴防护眼罩。

步骤 5:手卫生。

步骤 6:戴一次性手套。

步骤 7:穿医用一次性防护服,如使用防护面屏,需要戴在医用一次性防护服外(必要时,可加穿防水围裙)。

步骤 8:穿工作鞋和一次性防水靴套或长筒胶靴。

步骤 9:戴长袖橡胶手套。

3.脱摘顺序

步骤 1:摘外层橡胶手套更换为一次性手套。

步骤 2:脱防水围裙。

步骤 3:脱一次性防水靴套(如穿长筒胶靴,先脱长筒胶靴,更换为工作鞋)。

步骤 4:脱医用一次性防护服(如使用防护面屏,则需要先行摘掉)。

步骤 5:摘外层一次性手套。

步骤 6:摘里层手套并消毒。

步骤 7:摘防护眼罩。

步骤 8:摘医用防护口罩(N95 及以上)。

步骤9：摘一次性工作帽。

步骤10：摘内层一次性手套，并手卫生。

步骤11：换回个人衣物。

4.防护装备使用说明和注意事项

● 使用防护装备的人员应熟悉装备的性能，并掌握使用方法，应选择大小合适的医用防护服，在经过培训人员的指导并在监督下穿脱防护装备。

● 选用医用防护口罩（N95及以上）时，应做适合性检验；每次佩戴医用防护口罩（N95及以上）后，应做佩戴气密性的检查。

● 手套应大小合适，在佩戴之前做简易充气检查，确保手套没有破损；手套套在防护服袖口外面；手套、靴套穿戴后都应做好固定，若无固定装置，可以用胶带固定，以防脱落。

● 在进行手卫生时，可以使用含醇的快速手部消毒剂，也可以使用洗手液和流动水按照七步洗手法（图7.1）正确洗手。当手部有可见的污染物时，一定要用洗手液在流动水下洗手。

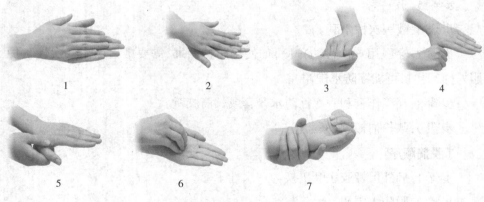

1　　　　　　2　　　　　　3　　　　　　4

5　　　　　　6　　　　　　7

图7.1　七步洗手法

● 使用后的一次性防护用品需要放入医疗废物收集袋，外层消毒后放入新的医疗废物收集袋，按照医疗废物处理；或就地高压灭菌后，按医疗废物收集、处理。

四、医护人员的防护与患者的管理

（一）对医务人员的防护

● 医务人员应当按照标准预防和额外预防（飞沫预防和接触预防）相结合的原则,遵循《医院隔离技术规范》的有关要求,正确选择并穿脱防护用品。

● 医务人员应掌握防护用品选择的指征及使用方法,并能正确且熟练地穿脱防护用品。

● 医务人员使用的防护用品应当符合国家有关标准。

● 每次接触患者前后应当严格遵循《医务人员手卫生规范》（WS/T313—2019）要求,及时正确进行手卫生。

● 医务人员应当根据导致感染的风险程度采取相应的防护措施:①进入隔离病房的医务人员应戴医用外科口罩、医用乳胶清洁手套,穿防护服（隔离衣）,脱手套及脱掉防护用品后应洗手或进行手消毒;②医务人员在进行可能受到患者血液、体液、分泌物等物质喷溅的操作时,应当佩戴医用防护口罩、医用乳胶无菌手套、护目镜或防护面屏,穿防渗防护服;③对疑似、临床诊断中或确诊的患者进行气管插管等可能产生气溶胶的有创操作时,应当佩戴医用防护口罩、医用乳胶手套、防护面屏或呼吸头罩,穿防渗防护服;④外科口罩、医用防护口罩、护目镜或防护面屏、防护服等个人防护用品被血液、体液、分泌物等污染时应及时更换;⑤医务人员在诊疗操作结束后,应及时离开隔离区,并及时更换个人防护用品;⑥正确穿戴和脱摘防护用品,脱去手套或隔离衣后立即洗手或进行手消毒。

（二）对患者的管理

● 应当对疑似、临床诊断中或确诊的患者及时进行隔离,并按照指定路线由专人引导进入病区。

● 患者转运和接触非感染者时,如病情允许应佩戴外科口罩;对患者进行咳嗽注意事项（咳嗽或者打喷嚏时用纸巾遮掩口鼻,在接触呼吸道分泌物后应当使用流动水洗手）和手卫生的宣传教育。

● 未解除隔离的患者死亡后,应当及时对尸体进行处理。处理方法:用双层布单包裹尸体,装入双层尸体袋中,由专用车辆直接送至指定地点火化;因民族习惯和宗教信仰不能进行火化的,应当经上述处理后,按照规定深埋。

第三节　埃博拉出血热

一、疾病简介

　　埃博拉出血热是由埃博拉病毒引起的一种急性出血性传染病。主要通过接触患者或感染动物的血液、体液、分泌物、排泄物等感染,临床表现主要为突起发热、出血和多脏器的损害。埃博拉出血热病死率高,可达 50%~90%。本病于 1976 年在非洲首次发现,主要在乌干达、刚果、加蓬、苏丹、科特迪瓦、南非、几内亚、利比里亚、塞拉利昂、尼日利亚等国家流行。

二、病原学

　　埃博拉病毒属丝状病毒科,为不分节段的单股负链 RNA 病毒。病毒呈长丝状体,可呈杆状、丝状和"L"形等多种形态。毒粒长度平均为 1000nm,直径约为 100nm。病毒有脂质包膜,包膜上有呈刷状排列的突起,主要由病毒糖蛋白组成。埃博拉病毒基因组是不分节段的负链 RNA,大小为 18.9kb,编码为 7 个结构蛋白和 1 个非结构蛋白。

　　埃博拉病毒可在人、猴、豚鼠等哺乳类动物的细胞中增殖,对 Vero、Hela 等细胞敏感。

　　埃博拉病毒可分为扎伊尔型、苏丹型、塔伊森林型、莱斯顿型和本迪布焦型。除莱斯顿型对人不致病外,其余四种亚型感染后均可导致人发病。不同亚型的病毒基因组核苷酸构成的差异较大,但同一亚型的病毒基因组相对稳定。

　　埃博拉病毒对热有中度抵抗力,在室温及 4℃条件下存放 1 个月后,感染性无明显变化,60℃灭活病毒需要 1h,100℃ 5min 即可灭活病毒。该病毒对紫外线、γ 射线、甲醛、次氯酸、酚类等消毒剂和脂溶剂敏感。

三、流行病学

(一)传染源和宿主动物

感染埃博拉病毒的患者和灵长类动物为本病传染源。

目前认为,埃博拉病毒的自然宿主为狐蝠科的果蝠,尤其是锤头果蝠、富氏前肩头果蝠和小领果蝠,但其在自然界的循环方式尚不清楚。

(二)传播途径

接触传播是本病最主要的传播途径。可以通过接触患者和被感染动物的血液、体液、分泌物、排泄物及其污染物感染。

病例感染场所主要为医疗机构和家庭,在一般商务活动、旅行、社会交往和普通工作场所感染的风险低。患者感染后的血液中可维持很高的病毒含量。医护人员、患者家属或其他密切接触者在治疗、护理患者或处理患者尸体的过程中,如果没有执行严格的防护措施,很容易受到感染。

据文献报道,埃博拉出血热患者的精液中可分离出病毒,存在性传播的可能。有动物实验表明,埃博拉病毒可通过气溶胶传播。虽然尚未证实有通过性传播和空气传播的病例发生,但应予以警惕,做好防护。

(三)人群易感性

人类对埃博拉病毒普遍易感。本病发病主要集中在成年人,这和暴露或接触机会多有关。尚无资料表明不同的性别间存在发病差异。

四、预防控制措施

目前尚无预防埃博拉出血热的疫苗,严格隔离控制传染源、密切接触者追踪管理和加强个人防护是防控埃博拉出血热的关键措施。

(一)来自疫区人员的追踪管理

各省级卫生部门要加强监测,做好与有关部门的信息沟通。根据相关部门提供的来自疫区或 21 天内有疫区旅行史的人员信息,参照《埃博拉出血热疫区来华(归国)人员健康监测和管理方案》的要求,协调相关部门做好追踪、随访,随访截止时间为离开疫区满 21 天。

(二)密切接触者管理

密切接触者是指直接接触埃博拉出血热的病例或者疑似病例的血液、体液、分泌物和排泄物的人员,如共同居住、陪护、诊治、转运患者及处理尸体的人员。对密切接触者要进行追踪和医学观察。医学观察期限为自最后一次与病例、污染物品等接触之日起至第 21 天结束。医学观察期间一旦出现发热等症状时,要立即进行隔离,并采集标本进行检测。

(三)病例的诊断、转运和隔离治疗

医疗机构一旦发现留观或疑似病例后,应当将病例转运至符合条件的定点医院隔离治疗,转运工作参照《关于印发埃博拉出血热病例转运工作方案的通知》要求执行。出入境检验检疫部门发现留观病例后,按照相关规定做好病例转运工作。

对于留观病例、疑似病例和确诊病例均要采取严格的消毒隔离管理措施,做好医院感染预防与控制工作。按照《医院感染管理办法》《医疗废物管理条例》《医疗卫生机构医疗废物管理办法》《埃博拉出血热诊疗方案》的要求,加强个人防护,严格对患者的血液、体液、分泌物、排泄物及其污染的医疗器械等物品和环境进行消毒,并按照规定做好医疗废物的收集、转运、暂时贮存,交由医疗废物集中处置单位处理。

患者死亡后,应当尽量减少尸体的搬运和转运。尸体消毒后应用密封防渗漏物品双层包裹,并及时焚烧。需要做尸体解剖时,应当按照《传染病病人或疑似传染病病人尸体解剖查验规定》执行。

(四)流行病学调查

县级疾病预防控制机构对辖区内疑似病例和确诊病例进行流行病学调查,调查内容包括基本信息、发病与就诊情况、临床表现、实验室检查、流行病学史、密切接触者的信息、诊断与转归等,具体流行病学调查方案由中国疾病预防控制中心下发。

流行病学调查人员要严格按照相关要求做好个人防护。完成调查后,县级疾病预防控制机构应当及时将流行病学个案调查表、调查报告等资料逐级上报上级疾病预防控制机构。

(五)开展公众宣传教育,做好风险沟通

积极宣传埃博拉出血热的防治知识,提高公众自我防护意识,及时回应社会关切的问题。

五、人员防护

接触或可能接触埃博拉出血热留观、疑似或确诊病例及其污染环境的所有

人员均应做好个人防护,具体措施如下。

● 手卫生。所有人员日常工作中均应加强手卫生,进入污染区域佩戴手套,穿个人防护装备,对患者进行无菌操作前,如可能接触患者血液、体液及其污染物品,离开污染区域、脱去个人防护装备后均应执行手卫生。手部防护进入污染区域、进行诊疗活动和实验室操作时,至少需要佩戴一层一次性使用医用橡胶检查手套(以下简称一次性手套),搬运有症状的患者和尸体、进行环境清洁消毒或医疗废物处理时,加戴长袖橡胶手套,在接触不同患者、手套污染严重或手套破损时,应及时更换并进行手卫生。

● 面部和呼吸道防护。进入污染区域时,至少佩戴医用外科口罩。与患者近距离(1m 以内)接触,或进行可能产生气溶胶、液体喷溅的操作时,呼吸道有被血液、体液、分泌物、排泄物、气溶胶等污染的风险,应戴 N95 级别或以上的医用防护口罩,每次佩戴前应做好密合性检查;眼睛、眼结膜及面部有被血液、体液、分泌物、排泄物、气溶胶等污染的风险时,应佩戴防护眼罩或防护面屏。

● 皮肤防护预计接触患者产生的血液、体液、分泌物、排泄物及气溶胶飞沫时需要穿戴医用一次性防护服,在接触大量血液、体液、呕吐物、排泄物时应加穿防水围裙。

● 足部防护进入污染区域时,穿覆盖足部的密闭式防穿刺鞋(以下简称工作鞋)和一次性防水靴套,若环境中有大量血液、体液、呕吐物和排泄物时,应穿长筒胶靴。

六、不同暴露风险等级的防护措施

根据可能的暴露风险等级,采取相应的防护措施。

(一)低风险

对预计不会直接接触患者或患者的血液、体液、呕吐物、排泄物及其污染物品的人员,做好标准预防措施。

1.适用对象

低风险防护措施适用于污染区域外的一般医务人员或其他辅助人员,或在患者转运、诊疗、流调过程中预计不会接触患者或患者的血液、体液、呕吐物、排泄物及其污染物品的工作人员,如密切接触者流调人员、工作组织者、司机、翻译、引导员等。

2.防护装备

防护装备包括工作服、工作鞋、一次性工作帽和一次性外科口罩。

（二）中风险

直接接触患者或可能接触患者少量的血液、体液、呕吐物、排泄物及其污染物品的人员，采用加强防护措施。

1.适用对象

中风险防护措施适用于对患者进行一般性诊疗工作的医务人员、近距离（1m以内）接触患者的流调人员、标本采集人员、实验室检测人员、清洁消毒人员和转运患者的医务人员。

2.防护装备

防护装备包括：一次性工作帽，防护眼罩、防护面屏，医用防护口罩（N95及以上），医用一次性防护服，一次性手套，工作鞋和一次性防水靴套。

（三）高风险

可能接触大量患者的血液、体液、呕吐物、排泄物等，或实施侵入性操作或易产生大量气溶胶操作的医务人员，应采取严密的防护措施。

1.适用对象

高风险防护措施适用于进行气管切开、气管插管、吸痰等操作的医务人员；进行尸体解剖的人员；搬运患者或尸体的人员，实验室离心操作人员；进行大量血液、体液、排泄物、分泌物或污染物品操作的医务人员和清洁消毒的人员。

2.防护装备

防护装备包括：一次性工作帽，防护面屏，防护口罩（N95及以上），医用一次性防护服，一次性手套，长袖橡胶手套，工作鞋，一次性防水靴套，长筒胶靴，防水围裙等，全面型自吸过滤式呼吸器、动力送风呼吸器。

七、防护装备的选用及穿脱顺序

（一）留观、疑似和确诊病例转运人员

1.防护装备

防护装备包括：一次性工作帽，双层一次性手套，防护眼罩、防护面屏，医用

防护口罩(N95及以上),医用一次性防护服,工作鞋,一次性防水靴套。如患者需要搬运,建议穿戴长袖橡胶手套和防水围裙。如环境中有大量体液、血液、呕吐物、排泄物,改穿长筒胶靴。

2.穿戴顺序

步骤1:更换个人衣物。

步骤2:戴一次性工作帽。

步骤3:戴医用防护口罩(N95及以上)。

步骤4:戴防护眼罩。

步骤5:手卫生。

步骤6:戴一次性手套。

步骤7:穿医用一次性防护服(如使用防护面屏,戴在医用一次性防护服外)。

步骤8:穿工作鞋和一次性防水靴套或长筒胶靴。

步骤9:戴长袖橡胶手套。

3.脱摘顺序

步骤1:外层橡胶手套更换为一次性手套。

步骤2:脱防水围裙(如穿戴)。

步骤3:脱一次性防水靴套(如穿长筒胶靴,先脱长筒胶靴,更换为工作鞋)。

步骤4:脱医用一次性防护服(如使用防护面屏,则先行摘掉)。

步骤5:摘外层一次性手套。

步骤6:摘里层手套并消毒。

步骤7:摘防护眼罩。

步骤8:摘医用防护口罩(N95及以上)。

步骤9:摘一次性工作帽。

步骤10:摘内层一次性手套,手卫生。

步骤11:换回个人衣物。

(二)尸体处理人员

1.防护装备

防护装备包括:一次性工作帽,一次性手套、长袖橡胶手套,全面型自吸过滤式呼吸器、动力送风呼吸器,医用一次性防护服、防水围裙(或化学防护服),长筒胶靴。当工作时间较长或较耗体力时,建议选用动力送风呼吸器。

2.穿戴顺序

步骤 1:更换个人衣物。

步骤 2:戴一次性工作帽。

步骤 3:戴全面型自吸过滤式呼吸器。

步骤 4:手卫生后戴一次性手套。

步骤 5:穿医用一次性防护服和防水围裙或化学防护服。

步骤 6:戴动力送风呼吸器(若选择动力送风呼吸器,则省略步骤3)。

步骤 7:穿长筒胶靴。

步骤 8:戴长袖橡胶手套。

3.脱摘顺序

步骤 1:外层长袖橡胶手套更换为一次性手套。

步骤 2:脱防水围裙。

步骤 3:长筒胶靴更换为工作鞋。

步骤 4:摘动力送风呼吸器(如穿戴)。

步骤 5:脱医用一次性防护服或化学防护服。

步骤 6:摘外层一次性手套。

步骤 7:摘里层手套并消毒。

步骤 8:摘全面型自吸过滤式呼吸器(若选择全面型自吸过滤式呼吸器,则省略步骤4)。

步骤 9:摘一次性工作帽。

步骤 10:摘内层一次性手套,手卫生。

步骤 11:换回个人衣物。

(三)环境清洁消毒人员

当环境中存在大量患者的血液、体液、呕吐物、排泄物及其污染物品时,个人防护参见尸体处理人员,使用全面型自吸过滤式呼吸器或动力送风呼吸器时,根据消毒剂种类选配尘毒组合的滤毒盒或滤毒罐。其他污染环境清洁消毒参见后文的隔离病房工作人员。

(四)隔离病房工作人员

1.防护装备

防护装备包括:一次性工作帽,双层一次性手套,防护眼罩、防护面屏,医用防护口罩(N95 及以上),医用一次性防护服,工作鞋,一次性防水靴套。如环境中有大量体液、血液、呕吐物和排泄物,要加穿防水围裙、长筒胶靴;如进行产生大量气溶胶的操作(引起咳嗽的或产生气溶胶的支气管镜检、气管内插管、气道抽吸、使用呼吸面罩进行正压通气、使用气溶胶发生式、喷雾式治疗、织物整理等),宜佩戴全面型自吸过滤式呼吸器、动力送风呼吸器等。

2.穿戴顺序

步骤 1:更换个人衣物。

步骤 2:戴一次性工作帽。

步骤 3:戴医用防护口罩(N95 及以上)。

步骤 4:戴防护眼罩。

步骤 5:手卫生后戴一次性手套。

步骤 6:穿医用一次性防护服(如使用防护面屏,则戴在防护服外)。

步骤 7:穿工作鞋、一次性防水靴套。

步骤 8:戴外层一次性手套。

3.脱摘顺序

步骤 1:更换外层一次性手套。

步骤 2:脱一次性防水靴套。

步骤 3:脱医用一次性防护服(如使用防护面屏,则先行摘掉)。

步骤 4:摘外层一次性手套。

步骤 5:摘里层一次性手套并消毒。

步骤 6:摘防护眼罩。

步骤 7:摘医用防护口罩(N95 及以上)。

步骤 8:摘一次性工作帽。

步骤 9:摘内层一次性手套,手卫生。

步骤 10:换回个人衣物。

(五)标本采集人员

1.防护装备

防护装备包括:一次性工作帽,双层一次性手套,防护眼罩、防护面屏,医用防护口罩(N95 及以上),医用一次性防护服,工作鞋,一次性防水靴套。必要时可加穿防水围裙、戴全面型自吸过滤式呼吸器等。

2.穿戴顺序

步骤 1:更换个人衣物。

步骤 2:戴一次性工作帽。

步骤 3:戴医用防护口罩(N95 及以上)或全面型自吸过滤式呼吸器。

步骤 4:戴防护眼罩(如选择全面型自吸过滤式呼吸器时无须佩戴)。

步骤 5:手卫生。

步骤 6:戴一次性手套。

步骤 7:穿医用一次性防护服(如使用防护面屏,则戴在防护服外;必要时,可加穿防水围裙)。

步骤 8:穿工作鞋、一次性防水靴套。

步骤 9:戴外层一次性手套。

3.脱摘顺序

步骤 1:更换外层一次性手套。

步骤 2:脱一次性防水靴套。

步骤 3:脱医用一次性防护服(如使用防护面屏,则先行摘掉)。

步骤 4:摘外层一次性手套。

步骤 5:摘里层一次性手套并消毒。

步骤 6:摘防护眼罩。

步骤 7:摘医用防护口罩(N95 及以上)或全面型自吸过滤式呼吸器。

步骤 8:摘一次性工作帽。

步骤 9:摘里层一次性手套,手卫生。

步骤 10:换回个人衣物。

(六)生物安全实验室

1.防护装备

防护装备包括:一次性工作帽,医用防护口罩(N95 及以上),防护眼罩、防护面屏、动力送风呼吸器,医用一次性防护服,双层一次性手套,工作鞋,一次性防水靴套。必要时可加穿防水围裙等。

个人防护装备穿脱的地点应根据实验室的布局和标准操作流程进行。

2.穿戴顺序

(1)进入第一更衣间

步骤 1:更换个人衣物。

步骤 2:穿里层贴身工作服。

步骤 3:戴一次性工作帽,穿实验室拖鞋。

步骤 4:戴里层一次性手套。

步骤 5:戴医用防护口罩(N95 及以上)。

步骤 6:戴防护眼罩(如使用动力送风呼吸器,则省略步骤 6)。

步骤 7:穿医用一次性防护服。

步骤 8:戴外层一次性手套。

(2)进入第二更衣间

步骤 9:脱去拖鞋,换工作鞋。

步骤 10:穿一次性防水靴套。

(3)进入缓冲间

步骤 11:戴动力送风呼吸器。

进入工作区。

3.脱摘顺序

(1)实验结束,完成消毒清场等工作后,按以下程序脱去个人防护装备

步骤 1:在核心区脱外层一次性手套。

(2)进入缓冲区

步骤 2:摘动力送风呼吸器(如未使用动力送风呼吸器,则进行下一步)。

步骤 3:脱医用一次性防护服及一次性防水靴套。

步骤 4:摘外层一次性手套。

(3)进入第二更衣间

步骤5:摘防护眼罩。

步骤6:摘医用防护口罩(N95及以上)。

步骤7:摘一次性工作帽。

步骤8:摘内层一次性手套。

步骤9:脱里层贴身工作服。

步骤10:脱工作鞋。

步骤11:进入淋浴间淋浴。

进入第一更衣室更换个人衣物。

(七)流行病学调查人员

对密切接触者调查采取标准防护,佩戴一次性工作帽、医用外科口罩,穿工作服,戴一次性手套。对疑似病例或确诊病例调查时的个人防护参见隔离病房的工作人员防护。

八、防护装备的使用说明和注意事项

● 使用人员根据实际工作的现场条件、实验室布局、具体活动做出风险评估后,可做适当调整。

● 使用防护装备的人员应熟悉装备的性能,并掌握使用方法,应选择大小合适的医用防护服,应在经过培训人员的指导和监督下穿脱防护装备。进入污染区之前穿戴好防护装备,进入清洁区之前小心脱下防护装备。脱掉顺序从原则上是先脱污染较重和体积较大的防护装备,后脱呼吸道、眼部等最关键防护部位的防护装备。在脱摘过程中,避免接触面部等裸露的皮肤和黏膜。

● 选用医用防护口罩(N95及以上)时,应做适合性检验;每次佩戴医用防护口罩(N95及以上)后,应做佩戴气密性检查。

● 手套的大小应合适,在佩戴之前做简易充气检查,确保手套没有破损;手套要套在防护服袖口外面;手套、靴套穿戴后都应做好固定,若无固定装置,可以用胶带固定,以防脱落。

● 手卫生时,可以使用含乙醇的快速手部消毒剂,也可使用洗手液和流动水按照七步洗手法正确洗手。当手部有可见的污染物时,一定要用洗手液在流动水下洗手。

- 使用后的一次性防护用品需要放入医疗废物收集袋,外层消毒后放入新的医疗废物收集袋,按医疗废物处理;或就地高压灭菌后,按医疗废物收集、处理。

- 防护眼罩或防护面屏经用含有效氯为1000mg/L的含氯消毒液浸泡消毒30min以上,用清水冲洗干净,可重复使用。全面型自吸过滤式呼吸器建议用0.2%以上浓度的季铵盐类消毒液或70%的乙醇擦拭、喷洒,浸泡消毒30min以上,或遵照厂家提供的产品说明书进行消毒。有可见污染物时,应先清洁再消毒,擦拭的物品按医疗废物处理。

8)皮肤被可疑埃博拉出血热患者的体液、分泌物或排泄物污染时,应立即用清水或肥皂水彻底清洗,或用0.5%的碘附消毒液、75%的乙醇氯己定擦拭消毒;黏膜应用大量清水冲洗或0.05%的碘附冲洗。

参考文献

[1]国卫医函〔2020〕42号.国家卫生健康委关于新型冠状病毒肺炎暂命名事宜的通知.国家卫健委,2020.

[2]国卫医函〔2020〕70号.国家卫生健康委关于修订新型冠状病毒肺炎英文命名事宜的通知.国家卫健委,2020.

[3]国卫办疾控函〔2020〕204号.国家卫生健康委办公厅关于印发新型冠状病毒肺炎防控方案(第六版)的通知.国家卫健委,2020.

[4]国卫办医函〔2020〕184号.关于印发新型冠状病毒肺炎诊疗方案(试行第七版)的通知.国家卫健委,2020.

[5]中疾控传防发〔2020〕20号.中国疾病预防控制中心关于印发新型冠状病毒肺炎防控方案相关技术文件的通知.中国疾病预防控制中心,2020.

[6]肺炎机制发〔2020〕5号.关于加强新型冠状病毒感染的肺炎疫情社区防控工作的通知.应对新型冠状病毒感染的肺炎疫情联防联控工作机制,2020.

[7]津卫疾控〔2020〕107号.新冠肺炎疫情防控期间疾病预防控制工作防护器械使用指南(暂行).天津市卫健委,2020.

[8]GB19083—2010.医用防护口罩[S].中华人民共和国国家质量监督检验检疫总局,2010.

[9]GB19193—2015.疫源地消毒总则[S].中华人民共和国国家质量监督检验检疫总局,2015.

[10]WS/T313—2009.医务人员手卫生规范[S].中华人民共和国卫生部,2009.

第八章　学校重点防控传染病

第一节　腮腺炎

一、疾病简介

腮腺炎简称流腮,俗称痄腮,是儿童和青少年常见的呼吸道传染疾病。我国将其纳入丙类传染病管理。

二、病原学

腮腺炎病毒属副黏病毒科的单股 RNA 病毒。病毒呈球形,直径为 85~300nm,胞膜上有神经氨酸酶血凝素和具有起细胞融合作用的 F 蛋白。该病毒仅有一个血清型,因与副流感病毒有共同抗原,故有轻度交叉反应。从患儿唾液、脑脊液、血、尿、脑组织及其他组织中均可分离出病毒。

三、流行病学

(一)传染源
患者及隐性感染者均为传染源。患者腮腺肿大后的前、后各约 1 周内的传染性最强。

(二)传播途径
腮腺炎主要通过呼吸道飞沫传播。

(三)致病因子
腮腺炎是由腮腺炎病毒引起的。

(四)流行趋势

腮腺炎四季均有流行,以冬、春季常见。

(五)易感人群

腮腺炎儿童及青少年易感。

四、临床表现

腮腺炎部分病例有发热、畏寒、头痛、食欲减退、全身不适等前驱症状。1~2天后出现腮腺酸痛并逐渐肿大,体温升高可达 39℃以上。有些患者症状较轻,可无明显前驱症状。腮腺肿痛最具特征性。腮腺肿胀会在 1~3 天达到高峰,持续 4~5 天后逐渐消退。腮腺肿大时体温升高多为中度发热,5 天左右降至正常,全程 10~14 天。除腮腺肿大外,颌下腺或舌下腺也可同时受累或单独出现肿大。患者还可出现脑膜炎、睾丸炎、卵巢炎、心肌炎、胰腺炎、乳腺炎、甲状腺炎等。

五、消毒

腮腺炎的消毒重点为室内空气,消毒方法参照附录 F。

六、人员防护

消毒人员在做喷洒消毒时,需要佩戴一次性帽子、N95 口罩、护目镜、橡胶手套,并穿隔离衣和胶靴。

七、注意事项

• 腮腺炎流行期间尽早开展疫区内易感者的麻疹腮腺炎风疹联合减毒活疫苗应急接种活动。

• 加强疫情监测,遵循早发现、早报告、早诊断、早隔离和早治疗的原则,对室内空气进行消毒,保持空气流通,并减少集体活动。

第二节　百日咳

一、疾病简介

多发生于儿童,病程较长,咳嗽症状可持续 2~3 个月,故名"百日咳"。我国将其纳入乙类传染病管理。

二、病原学

百日咳杆菌属于鲍特菌属中的重要致病菌,为革兰阴性短小球杆菌,染色时两段浓染。有荚膜,无鞭毛和芽孢。严格需氧,生长缓慢。

三、流行病学

(一)传染源

患者及隐性感染者均为百日咳的传染源。

(二)传播途径

百日咳主要通过呼吸道飞沫传播。

(三)致病因子

百日咳主要由百日咳杆菌引起,其中 5%~10%由副百日咳杆菌感染所致,另有少部分为支气管败血症杆菌所致。

(四)流行趋势

百日咳四季均有流行。疫苗接种者的感染概率较低。

(五)易感人群

百日咳各年龄均有发病,5 岁以下感染概率最高。接种疫苗 12 年后的免疫力显著下降,因此少年或成人仍可感染百日咳,这使医护人员及保育员发病率颇高。

四、临床表现

百日咳以发作性痉挛性咳嗽、咳嗽末伴高音调鸡鸣样啸吼声为特征。

五、消毒

百日咳的消毒重点为室内空气,消毒方法参照附表 F。

六、人员防护

消毒人员在做喷洒消毒时,需要佩戴一次性帽子、N95 口罩、护目镜、橡胶手套,并穿隔离衣和胶靴。

七、注意事项

- 婴儿出生后 3 个月开始就可以注射百日咳、白喉、破伤风联合疫苗。
- 保持室内空气清新,充分利用日光照射。百日咳流行期间儿童尽量少去公共场所。

第三节　流行性感冒

一、疾病简介

流行性感冒(简称流感)是由流感病毒引起的急性呼吸道传染病,包括甲型 H1N1 流感和人感染高致病性禽流感(简称人禽流感)。流感病毒的传染性强,特别是甲型流感病毒易发生变异,曾多次引起全世界范围大流行。我国将流感定为丙类传染病,其中甲型 H1N1 流感为乙类传染病,而人禽流感则是按甲类管理的乙类传染病。

二、病原学

流感病毒属于正黏病毒科,为单股、负链 RNA 病毒。常为球形囊膜病毒,直径为 80~120nm。根据核蛋白和基质蛋白流感病毒可以分为甲、乙、丙三型。甲、乙型流感病毒均带有 8 个不同的 RNA 节段,丙型流感病毒只有 7 个 RNA 节段,少 1 个编码神经氨酸蛋白的节段。甲型流感病毒根据其表面血凝素和神经氨酸酶蛋白结构及其基因特性又可分为许多亚型,至今甲型流感病毒已发现的血凝素有 16 个亚型(H1~16),神经氨酸酶有 9 个亚型(N1~9)。乙型和丙型流感病毒无亚型划分。

三、流行病学

(一)传染源

流感患者和隐性感染者是流感的主要传染源。从潜伏期末到发病的急性期都有传染性。

(二)传播途径

流感主要通过飞沫传播,也可通过口腔、鼻腔、眼睛等处黏膜直接或间接接触传播。接触过患者的呼吸道分泌物、体液和污染物品也可能引起感染。

(三)致病因子

流感是由流感病毒引起的。

(四)流行趋势

每年都会在冬、春季有不同程度的流感流行。

(五)易感人群

人群普遍易感流感。

四、临床表现

流感一般为急性起病、发热(可达 39~40℃),伴畏寒、寒战、头疼、肌肉与关节酸疼、极度乏力、食欲减退等全身症状,常有咽痛、咳嗽,可有鼻塞、流涕、胸骨后不适、颜面潮红、结膜轻度充血,也可有腹泻、呕吐等症状。轻症流感常与普通感冒表现相似,但其发热和全身症状更明显。一般预后良好,常于短期内自愈。重症病例可出现病毒性肺炎、继发细菌性肺炎、急性呼吸窘迫综合征、休克、弥漫性血管内凝血、心血管和神经系统等肺外表现及多种并发症。流感与普通感冒的主要区别见表 8.1。

表 8.1　流感与普通感冒的主要区别

	流感	普通感冒
致病原	流感病毒	鼻病毒、腺病毒、细菌、支原体
传染性	强	弱
季节性	有明显季节性(我国北方 11 月至次年 3 月多发)	季节性不明显
发热程度	多高热(可达 39~40℃)，可伴寒战	不发热或轻、中度发热，无寒战
发热持续时间	3~5 天	1~2 天
全身症状	头痛、全身肌肉酸痛和乏力	轻或无
病程	5~10 天	5~7 天
并发症	可合并中耳炎、肺炎、心肌炎、脑膜炎或脑炎	少见

五、消毒

流感的消毒重点为室内空气,消毒方法参照附录 F。

六、人员防护

消毒人员在做喷洒消毒液处理时,需要佩戴一次性帽子、N95 口罩、护目镜、橡胶手套,并穿隔离衣和胶靴。

七、注意事项

保持室内空气流通,流行高峰期避免去人群密集的场所。咳嗽、打喷嚏时应使用纸巾等降低飞沫传播的概率。经常洗手,避免手接触口、眼和鼻。流行期间如出现流感样症状应及时就医,并减少接触他人,尽量居家休息。接种流感疫苗是最为有效的预防措施。

第四节　猩红热

一、疾病简介

猩红热是由产生红疹毒素的 A 组 β 型溶血链球菌感染所引起的一种急性

呼吸道传染病。我国将其纳入乙类传染病管理。

二、病原学

A 组 β 型溶血性链球菌也称化脓性链球菌，直径为 0.6~1.0mm，革兰染色呈阳性。刚从体内检出时带有荚膜，无鞭毛，无芽孢。链球菌产生的脂壁酸对生物膜有高度亲和力，可使链球菌黏附于人的上皮细胞，还会产生红疹毒素和一些酶，红疹毒素可致发热和有猩红热样皮疹。

三、流行病学

(一)传染源

猩红热患者和带菌者为猩红热的传染源，自发病前 24h 至疾病高峰期的传染性最强。

(二)传播途径

猩红热主要经空气飞沫传播。病菌也可以通过被污染的玩具、生活用品和食物等经口传播，亦可经皮肤伤口或产道等部位感染，引起"外科猩红热"或"产科猩红热"。

(三)致病因子

猩红热是由 A 组 β 型溶血性链球菌引起。

(四)流行趋势

猩红热全年均可发病，冬春季节常见。

(五)易感人群

猩红热人群普遍易感。

四、临床表现

猩红热典型症状为发热、咽峡炎、皮疹等。发热时体温可达 39℃左右，可伴有头痛、全身不适等全身中毒症状。咽峡炎主要表现为显著的咽疼、吞咽时加剧，咽部充血、扁桃体肿大等。皮疹于发热后 24h 内开始出现，始于耳后、颈部及上胸部，1 天内迅速漫及全身。典型的皮疹为在皮肤上出现均匀分布的充血性针尖大小的丘疹，压之褪色，伴有痒感。部分患者可见带黄白色脓头且不易破溃的皮疹，称之为"粟粒疹"。在颈部、腋窝、肘窝等皮肤褶皱处，由于皮疹密集或摩擦出血呈紫色线状，称之为"帕氏线"。如颜面部位仅有充血而无皮疹，口鼻周围充血不明显，相比之下显得发白，称之为"口周苍白圈"。病初舌覆白苔，舌乳头红肿，称为"草莓舌"；2~3天后白苔消退，舌面光滑呈绛红色，舌乳头凸起，称之为"杨梅舌"。皮疹于3~5天后按出疹顺序逐渐消退，轻症者呈细屑状或片状脱屑，重者手掌和足底部呈套装脱皮。

五、消毒

猩红热的消毒重点为室内空气，消毒方法参照附录F。

六、人员防护

消毒人员在做喷洒消毒液处理时，需要佩戴一次性帽子、N95口罩、护目镜、橡胶手套，并穿隔离衣和胶靴。

七、注意事项

● 猩红热流行季节，虽然天气很冷，室内也要做到通风换气，每天至少2次，每次15min。儿童要加强体育锻炼，多做户外活动，不断提高自身的抗病能力。

● 在猩红热流行期，托幼机构要认真做好晨、午检工作，早期发现可疑患儿。

第五节　麻疹

一、疾病简介

麻疹是由麻疹病毒引起的传染病，我国将其定为乙类传染病。其主要的临床表现有发热、咳嗽、流涕等卡他症状及眼结膜炎，特征性表现为口腔麻疹黏膜斑及皮肤斑丘疹。我国自20世纪60年代开始应用麻疹疫苗以来，麻疹的流行已基本得到了控制，属于常见学校传染病之一。

二、病原学

麻疹病毒属于副黏液病毒科麻疹病毒属，只有一种血清型。呈球状或丝状，直径为 150~200nm，中心为单链 RNA，其基因组有 16 000 个核苷酸，外有脂蛋白包膜，包膜有 3 种结构蛋白，是主要的致病物质。其中血凝素（H）是表面主要蛋白，能够识别靶细胞受体，促进病毒黏附于宿主细胞；融合蛋白（F）在病毒扩散时使病毒细胞与宿主细胞融合；基质蛋白（F）与组合病毒成分及病毒繁殖有关。这 3 种结构蛋白可以刺激机体产生相应的抗体，用于临床诊断。麻疹病毒在体外抵抗力较弱，56℃条件下 30min 即可被灭活，对热、紫外线及一般消毒剂敏感，但对寒冷及干燥环境有较强的抵抗力，室温下可存活数天，-70℃可存活数年。

三、流行病学

（一）传染源

麻疹传染性极强，人是麻疹病毒的唯一宿主，因此麻疹患者是唯一的传染源，而急性期患者则是麻疹最重要的传染源。发病前 2 天至出疹后 5 天内均有传染性，前驱期传染性最强，出疹后逐渐降低，疹退时已无传染性。传染期患者口、鼻、咽、眼结膜分泌物均含有病毒，恢复期不带病毒。此外，无症状病毒携带者和隐性感染者较少，传染性也较低，作为传染源的意义不大。

（二）传播途径

麻疹主要是经呼吸道飞沫传播。患者打喷嚏、咳嗽时，病毒随排出的飞沫经口、咽、鼻或眼结膜侵入易感者。密切接触者亦可经污染病毒的手被感染，而通过第三者或衣物、用具等间接传播的较少。

（三）易感人群

人类对麻疹病毒普遍易感，易感者接触患者后 90% 以上均可发病，病后可获得持久性免疫力。因 6 个月以内婴儿可从母体获得抗体很少患病，所以该病发病年龄主要集中在 6 个月~5 岁。近些年在年长儿和成人中也可见一些轻型麻疹的病例，其主要原因为婴幼儿时未接种过麻疹疫苗或未再复种，使体内抗体水平降低而成为易感者。

（四）流行特征

麻疹一年四季均可发生，以冬、春季为发病高峰季节。20世纪前50年，世界各地均有麻疹流行。60年代麻疹疫苗问世以来，麻疹流行得到了有效控制，麻疹发病率显著下降。WHO数据显示，在2000—2016年，麻疹疫苗接种防止了约2040万例患者的死亡，使全球麻疹死亡率下降了84%。尽管已具备安全有效的疫苗，但麻疹仍是造成全球幼儿死亡的主要原因之一。2016年全球约有89 780人死于麻疹，其中多数是5岁以下儿童。

四、消毒

确认麻疹疫情后，出发前应准备好消毒药械（剂）和防护用品，消毒药必须现场配置。进入现场后要与有关人员加强沟通，做好解释工作，同时根据现场情况和麻疹病毒对热、紫外线及一般消毒剂敏感的特点，确定消毒范围和对象。按照先外后内、先上后下的原则进行消毒。现场的工作人员要做好个人防护，在标准预防的基础上，要做好呼吸道防护。消毒工作完成后，应填写疫点消毒工作记录表，必要时可做消毒效果学评价。麻疹患者的家里消毒具体内容如下。

（一）室内环境表面与空气消毒

可用含有效氯或有效溴为1000~2000mg/L的消毒液，或2000~5000mg/L的过氧乙酸，按300mL/m³对患者居室内进行喷雾消毒；也可使用季铵盐类消毒剂或酚类消毒剂等进行消毒。消毒前，应先关闭门窗，消毒人员应佩戴防护口罩和眼镜，并将食品、餐（饮）具、衣被等收放好。用普通喷雾器进行消毒液喷雾，以使物品表面全部润湿为度，作用至规定时间。喷雾顺序宜先上后下、先左后右。气溶胶喷雾时，以消毒液能均匀填充室内空间为度。喷雾结束30~60min后，打开门窗，散去空气中残留的消毒剂雾粒。

（二）污染用具消毒

对污染的一般耐湿热物品，如被罩、餐（饮）具、茶具、玩具等可煮沸、蒸汽按常规消毒；用含有效氯或有效溴为250~500mg/L的消毒液浸泡消毒1~2h。在煮沸时，煮锅内的水应将物品全部淹没。水沸开始计时，持续15~30min。计时后不得再新加入物品，否则持续加热时间应从重新加入物品再次煮沸时算起。对导管类物品，应使管腔内也充满消毒液。作用至规定时间后，取出用清水冲净并晾干。根据消毒液的稳定程度和污染情况,及时更换所用的溶液。不耐热、耐湿的生物物品,如患者的玩具、被褥等物品可通过暴晒的方式进行消毒。

五、人员防护

麻疹属于呼吸道传播疾病,按照《医院隔离技术规范》要求,近距离接触患者的工作人员在标准预防的基础上做好呼吸道防护和接触防护,正确选择并熟练穿脱防护用品。同时,应根据疫情防控需要,对易感人群进行麻疹疫苗接种。

(一)医护人员防护

● 医护人员进入患者房间或者隔离室时,应佩戴医用防护口罩、帽子;当接触患者及其血液、体液、分泌物、排泄物等物质时应戴手套,手上有伤口时应戴双层手套;进行可能产生喷溅的诊疗操作时,应戴护目镜或防护面罩,并穿防护服。

● 消毒人员进入疫点消毒前,应穿戴医用防护口罩、帽子、手套、防护眼镜、隔离衣、胶鞋等个人防护用品,必要时佩戴长袖橡胶手套和防水围裙。

(二)穿脱防护用品的程序

1.进入疫点前要按照要求穿戴好防护用品

步骤 1:戴一次性工作帽。

步骤 2:戴医用防护口罩(应进行面部密合性试验)。

步骤 3:穿隔离衣。

步骤 4:戴防护眼镜。

步骤 5:穿鞋套。

步骤 6:戴手套。

2.消毒工作完成后,离开隔离区应该及时更换防护用品

步骤 1:摘下防护眼镜,放入消毒液中。

步骤 2:手卫生。

步骤 3:脱防护服。

步骤 4:手卫生。

步骤 5:摘手套。

步骤 6:手卫生。

步骤 7：脱隔离衣。

步骤 8：手卫生。

步骤 9：脱鞋套。

步骤 10：手卫生。

步骤 11：摘口罩（注意双手不要接触面部）。

步骤 12：手卫生。

步骤 13：将手指反掏进工作帽内，摘掉帽子。

步骤 14：手卫生。

步骤 15：回到清洁区后，应及时沐浴更换衣物。

3.防护用品被污染时，应当及时更换。

使用后的一次性防护用品应遵循《医疗废物管理条例》的要求处置，可重复使用的防护用品应清毒、清洗和灭菌后再使用。

六、注意事项

麻疹潜伏期为 6~21 天，平均约为 10 天，接种过麻疹疫苗延长至 3~4 周。对麻疹患者应做到早诊断、早报告、早隔离和早治疗，患者应隔离至出疹后 5 天，伴呼吸道并发症者应延长到出疹后 10 天。接触者检疫期为 3 周，并使用被动免疫制剂。流行期间，应避免去公共场所或人多拥挤处，出入应佩戴口罩。发现麻疹病例或疫情后，应及时向归属地疾病预防控制机构报告。

收治麻疹患者的医院必须具备隔离条件，建筑布局合理，要设置独立病区，流程合理。病房和隔离室应相对独立，通风良好，或安装带有空气净化消毒装置的集中空调通风系统。严格执行《医疗机构消毒技术规范》，做好医疗器械、污染物品、物体表面等的消毒工作。同时做好医务人员的个人防护和预防接种工作，避免发生医院感染。

学校及托幼机构应加强学校传染病监测与报告工作，坚持实施晨检制度，做好因病缺课登记；做好环境卫生、保证空气流通，做好空气消毒工作；同时应配合当地卫生部门及时对病例进行调查，对疫点开展消毒，必要时采取临时停课或暂时关闭措施，对易感人群进行麻疹疫苗应急预防接种工作。学生病愈且隔离期满时，应持复课证明方可复课。

第六节 水痘

一、疾病简介

水痘是由水痘带状疱疹病毒感染所引起的急性传染病。水痘属于原发性感染，多见于儿童。临床特征为同时出现全身性丘疹、水疱及结痂。原发性感染后可长期潜伏于神经节，再次激活后发生皮肤感染，引起带状疱疹，多见于成年人。

二、病原学

水痘带状疱疹病毒属疱疹病毒科 α 亚科，仅有一个血清型。病毒呈球形，直径为 150~200nm。病毒衣壳是由 162 个壳粒排成的对称二十面体，外层为脂蛋白包膜，核心为双链 DNA。病毒含有 DNA 聚合酶和胸腺嘧啶激酶，前者为合成 DNA 所必需的酶，系疱疹病毒属共有，后者仅存于单纯疱疹病毒和水痘带状疱疹病毒。

一般认为，能够产生胸腺嘧啶激酶的病毒就能造成潜伏感染而引起带状疱疹。受病毒感染的细胞可形成多核巨细胞，核内出现嗜酸性包涵体。病毒对外界抵抗力弱，不耐热和酸，能被乙醚等消毒剂灭活。不能在痂皮中存活，但能在-65℃的疱疹液中长期存活。人是该病毒的唯一自然宿主。

三、流行病学

(一)传染源

患者是唯一的水痘传染源。水痘带状疱疹病毒存在于患者上呼吸道和疱疹液中，发病前 1~2 天至疱疹完全结痂为止均具有传染性。对水痘易感的儿童接触带状疱疹患者后，也可发生水痘。

(二)传播途径

水痘主要经呼吸道分泌物、疱疹液通过空气或接触传播。

(三)易感人群

本病传染性极强，人群对水痘带状疱疹病毒普遍易感。易感人群的感染率在90%以上。6 个月以下婴儿患水痘者较少见，5~9 岁学龄前及学龄期儿童最易感染水痘带状疱疹病毒。孕妇患水痘时,胎儿亦可被感染。患水痘后可获得持久性免疫,多为终身免疫,二次感染发病者极少见,但后续可能发生带状疱疹。

(四)流行特征

水痘呈全球分布,一年四季均可发生,以冬春季为发病高峰季节。水痘不属于我国的法定传染病,但其对于婴幼儿危害较大,容易在托幼机构和学校发生传播与流行。按照正规程序接种水痘减毒活疫苗,能对接种者起到较好的保护作用。

四、消毒

与第八章第五节麻疹消毒相同。

五、人员防护

与第八章第五节麻疹人员防护相同。

六、预防措施及注意事项

水痘潜伏期为 10~24 天,多为 14~16 天。水痘为自限性疾病,10 天左右即可自愈。患者应予呼吸道隔离至全部疱疹结痂,其污染物、用具可通过煮沸、日晒等方法进行消毒,同时应注意作业环境。在疾病高发季节,应避免去人群密集的地方,婴幼儿及免疫功能低下者尤其应注意。易感人群应接种水痘减毒活疫苗进行免疫预防。

水痘属于呼吸道传染病,收治水痘患者的医院必须具备隔离条件,病房和隔离室应保持良好的通风环境,或安装带有空气净化消毒装置的集中空调通风系统。同时要严格执行《医疗机构消毒技术规范》,做好医疗器械、污染物品、物体表面等的消毒工作。医务人员应加强个人防护和预防接种工作,避免发生医院感染。

学校及托幼机构的晨检制度应落实到位。做好因病缺课登记,做好环境卫生(保证空气流通),做好空气消毒工作(每日对玩具、用具等物品进行清洗消毒)。发现有水痘病例应立即进行隔离就诊,病愈且隔离期满时,持复课证明方可复课。必要时可采取临时停课等措施,同时对易感人群进行水痘减毒活疫苗应急预防接种工作。

参考文献

［1］李兰娟.传染病学［M］.2 版.北京:高等教育出版社,2011.

［2］GB19193—2015.疫源地消毒总则［S］.中华人民共和国国家质量监督检验检疫总局,2015.

［3］李梦东,王宇明.实用传染病学［M］.3 版.北京:人民卫生出版社,2004.

［4］WS/T511—2016.经空气传播疾病医院感染预防与控制规范［S］.北京:中华人民共和国国家卫生和计划生育委员会,2016.

［5］GB28932—2012.中小学校传染病预防控制工作管理规范［S］.中华人民共和国卫生部,2012.

［6］消毒技术规范(2002 年版)［S］.北京:中华人民共和国卫生部,2002.

［7］李兰娟,任红.传染病学［M］.8 版.北京:人民卫生出版社,2013.

附　录

附录 A　疫源地终末消毒工作程序

一、工作程序

- 消毒人员到达患者家后,首先向患者家属做好解释工作,核对门号、患者姓名是否符合,了解发病日期、患者寝室、活动场所、日常接触使用的物品等情况,并以此确定消毒的对象、范围及方法。

- 消毒前应穿戴好隔离衣、帽、口罩、手套,备好防护用具,进行现场观察,了解情况,划分清洁区和污染区,禁止无关人员进入消毒区,按面积或体积、物品的多少来计算所配制的消毒药物的剂量,并注意所用药物的有效成分及含量,保证配置药物的有效度。

- 必要时在实施消毒前应先由检验人员对不同消毒对象采集样品〔按《医院消毒卫生标准》(GB15982—2012)中附录 A 执行〕,以了解消毒前的污染情况。

- 将需要集中消毒的衣服、床单等用品收集在一起进行处理(收入大帆布袋或一次性塑料袋中,送往当地疾病预防控制机构或消毒站消毒)。

- 房间消毒前,应先将门关闭,保护好水源(盖好灶边井、水缸等),取出食物、厨具等后再消毒。

- 患者的呕吐物、分泌物、残余食物等,以及装过前述污染物的便器、痰盂、痰杯和用过的日常生活用品〔餐(饮)具、毛巾、抹布、牙刷等以及皮张、兽毛、奶制品等〕应严格进行消毒。

- 消毒顺序:应按先外后内、先上后下,先清洁房间内污染严重的场所,依次对门、地面、家具、墙壁等进行喷雾消毒。呼吸道传染病的重点是做好空气消毒。

- 室内消毒完毕后,应对其他污染处,如走廊、楼梯、厕所、下水道口等进行消毒。

- 将集中在现场消毒的物品,消毒好后交还患者家属,并告诉患者家属在60min后再进行清洗处理。

- 传染病患者的家随时消毒的要求:在接到患者诊断和原驻地隔离卡后,消毒人员应立即到患者家里指导随时消毒,必要时提供所需药品,并标明药品名称及使用方法,根据病种和患者家里的具体情况应做到"三分开"和"六消毒"。"三分开"是居室(条件不具备者可用布隔开,至少也要分床)、饮食、生活用具〔包括餐(饮)具、洗漱用具、便盆、痰罐等〕分开;"六消毒"是消毒分泌物或排泄物、生活用具、双手、衣服及被单、患者居室和生活污水。患者家属和护理人员除了做好患者的随时消毒外,还应做好本人的卫生防护,特别是护理患者后要消毒双手。

- 消毒工作完毕后,应将所有的消毒工具进行消毒清洁,然后依次脱摘隔离衣、帽、口罩(或其他防护用具),将衣服叠放好,使脏的一面卷在里面,放入消毒专用袋中,带回后彻底消毒;最后消毒人员应彻底消毒和清洗双手,并填写工作记录表。消毒完毕60min后,检验人员再次采样,消毒人员应告诉患者,其家里在消毒后1~2h要彻底通风和擦洗,之后消毒人员再撤离。必要时可对疫源地消毒效果进行评价。

- 室外环境或患者居住、工作的污染场所(如工厂、机关、学校等),应视具体情况决定进行追踪消毒或指导上述单位医务室进行消毒。

- 托幼机构发生传染病应在当地疾病预防控制机构的指导下,由有关单位或个人及时进行消毒,或由当地疾病预防控制机构负责进行终末消毒;医疗单位的隔离消毒由医疗单位按位置进行。

- 传染病医院和综合医院的传染病房的消毒工作参照本程序进行。

- 消毒操作注意事项如下:①鼠疫除按上述要求消毒外,还应做好杀灭媒介昆虫和灭鼠的工作;参加防治鼠疫工作的消毒人员应穿防鼠疫服,严格遵守操作规程和消毒制度,以防受到感染,必要时可口服抗生素预防。全套防鼠疫服包括医用防护服、护目镜、医用防护口罩、乳胶手套和长筒胶靴。其穿脱方法为,先穿连身服和长筒胶靴,戴好普通的工作帽,再包头巾并盖住头发、两耳和颈部,然后戴上口罩,在鼻翼两侧塞上棉花球;佩戴防护眼镜,穿上罩衫,最后戴乳胶手套;②根据传染病病原体的种类不同、消毒处理的对象不同、消毒现场的特点不同,选用恰当的消毒剂和合适的消毒方法。消毒药物必须在现场配制;③消毒人员在消毒时不准吸烟、喝水、吃东西、随意走出疫区(点),并禁止无关人员进入工作场所;④消毒人员应谨慎细心,不得损坏患者家的物品,凡需要消毒的物品切勿遗漏。应将已消毒和未消毒物品严格分开堆放,以防反复污染;⑤用气体熏蒸消毒时,应使房间密闭,达到基本不漏气;要充分暴露需要消毒的物品,并将其分散开,相互间要有空隙,以利于药物扩散、接触;要控制消毒的温度、湿度及时间。食物及不耐腐蚀或怕玷污气味的物品要取出或盖严。用火加热时,应严防火灾。

二、疫点终末和随时消毒工作记录表

疫点终末消毒和随时消毒工作完成后,应填写记录表(参见附录 B)。

附录 B　疫点终末和随时消毒工作记录表

表 B.1　疫点消毒工作记录　　　　　　　编号:

患者姓名:

传染病诊断名称:　　　　　　　　　　　确诊日期:

转移类别:住院　　　转院　　　迁居　　　痊愈　　　死亡

消毒地点:

通知消毒单位:　　　　　　　　　　联系人:　　　　电话:

通知消毒日期:　　　年　　月　　日　　时

完成消毒日期:　　　年　　月　　日　　时

对象	消毒因子	作用浓度或强度	作用时间(min)	消毒方式

备注:1.消毒剂名称:　　　　　有效成分含量:　　　　　失效期限:

　　　2.应用浓度的配制:

执行消毒单位:

执行消毒人员:　　　　　　　　　填表日期:

表 B.2 疫点终末和随时消毒效果检验记录　　　　编号：

疫情名称(患者姓名)：

聚集/暴发疾病名称：　　　　　　　　发生日期(达到聚集/暴发的日期)：

消毒地点：　　　　　　　　　　　　病例数(截至目前)：

消毒具体班级及各班级病例数：

联系人(区县消毒人员)：　　　　　　电话：

消毒时间：　　年　　月　　日　　时

样本名称	消毒前样本			消毒后样本		
	编号	采样时间	结果	编号	采样时间	结果

消毒/采样人员签字：

完成检验时间：

检验人员签字：

附录C　新冠肺炎疫情防控期间疾病预防控制工作防护器械使用指南（暂行）

一、防护服

表 C.1　防护服

防护级别	品名举例	应符合标准	应用场景	人员配置	工作时间	备注
三级防护	医用一次性防护服	GB19082—2009	实验室核酸检测人员（CDC）	每班 2 名实验室检测人员	4h/套	如确诊病例人数较少，建议 1 人近距离接触病病人进行流调，使用二级防护；1 人辅助流调，使用一级防护。终末消毒 1 人，使用二级防护；1 人辅助终末消毒，使用一级防护
二级防护	未灭菌 一次性防护服	GB19082—2009（未进行灭菌）	确诊或疑似风险性较高商接触病例的近距离流调人员（包括流调人员），终末消毒人员	每次 2 名流调人员，每次 2 名终末消毒人员	4h/套	
	符合欧盟 EN14126 标准并取得 CE 认证的防护服液体致密密性防护服（type3）喷雾致密性防护服（type4）防固态颗粒物防护服（type5，疫源态颗粒消毒和湿性操作不能使用）	EN14126EN14605ISO13982-1&2				
一级防护	其他防护服	经 检 测 达 到GB19082—2009标准中 4.5 强力，4.6 断裂伸长 率，4.7 过滤效率的规定	实验室样本交接人员，辅助流调和终末消毒辅助人员；对密切接触人员开展流调	每次 1 名样本交接人员；每次 1 名流调辅助人员与 1 名终末消毒辅助人员；每次 2 名流调助人员（密切接触人员）	4h/套	对密切接触人员的流调，建议可通过电话、在线视频等新媒体手段进行流调工作

二、防护口罩

表 C.2　防护口罩

防护级别	品名举例	应符合标准	应用场景	人员配置	工作时间	备注
三级防护	医用防护口罩	GB 19083—2010	实验室核酸检测人员，接触病例血液、体液、分泌物、排泄物等接触人员，确证或疑似病例转运人员	每班2名实验室检测人员；每次终末消毒2名流调人员	4h/个	如确诊病例人数较少，建议1人近距离接触病人进行流调，使用三级防护；1人辅助流调，使用二级防护。终末消毒1人，使用三级防护；1人辅助终末消毒，使用二级防护；对密切接触人员的流调，建议可通过电话、在线视频等媒体手段进行流调工作
二级防护	中国 KN95、KN100 口罩　美国 N95、N99、N100 口罩　欧盟 FFP2、FFP3 口罩　韩国 KF94、KF99 口罩　日本 DS2、DS3 口罩	中国 GB19083—2010（未进行灭菌）；中国 GB 2626　美国 NIOSH 认证　欧盟 EN149　韩国 MFDS 认证　日本 JIS T8151	依据中国疾病预防控制中心 2020 年 1 月 29 日发布的《新型冠状病毒感染的肺炎公众预防指南：口罩使用临时指南》，可作为医用防护口罩供应不足时的补充，但对于手术室等高温度或有液体飞溅风险的区域不建议使用	每次1名流调辅助人员与终末消毒1名辅助人员；每次2名流调人员（密切接触人员）	4h/个	
一级防护	医用外科口罩	YY0469—2011	全院诊疗区域内非本次疫情相关工作人员及预检分诊（含测温人员）	每次1名实验室交接本人员	1天/个	

附：1. 本指南仅供参考，各使用单位可根据实际情况增强隔离防护措施；
　　2. 本指南与国家有关单位发布文件不一致的依据相关文件执行；
　　3. 本指南仅限在新冠肺炎疫情防控期间应急使用；
　　4. 口罩不得重复使用。口罩一般 4h 更换，污染或潮湿时随时更换。

附录 D　手卫生操作流程

一、洗手方法

- 用流动的水,将双手充分淋湿。
- 取适量洗手液均匀涂抹至整个手掌、手背、手指和指缝。
- 按七步洗(图 7.1)认真揉搓双手至少 15s,应注意清洗双手的所有皮肤,包括指背、指尖和指缝。
- 用流动的水彻底冲净双手,用一次性纸巾擦干,取适量护手液护肤。非感应式水龙头采用一次性纸巾开关龙头。

二、快速手消毒的方法

- 取适量快速手部消毒剂,均匀涂抹整个手掌、手背、手指和指缝。
- 按七步洗认真揉搓双手至干燥,整个过程 30s 左右,应注意双手所有皮肤,包括指背、指尖和指缝。

附录 E　个体防护装备技术参数及佩戴方法

一、呼吸防护

(一)医用外科口罩

1.性能要求

医用外科口罩应符合《医用外科口罩技术要求》(YY0469—2004)。

2.使用注意事项

- 医用外科口罩不能应用于可能存在埃博拉病毒的气溶胶场所。
- 医用外科口罩为一次性使用产品,口罩受到液体喷溅时应及时更换。
- 使用时应分清口罩内外面,一般鼻夹结构在外面。

(二)医用防护口罩(N95 及以上)

1.性能要求

医用防护口罩应符合《医用防护口罩技术要求》(GB19083—2010)。

2.佩戴方法

(1)折叠式医用防护口罩

• 面向口罩无鼻夹的一面,使鼻夹位于口罩上方。用手扶住口罩使其固定在面部,口罩抵住下巴。

• 将上方头带拉过头顶,置于头顶上方。

• 将下方头带拉过头顶,置于颈后耳朵下方。

• 将双手手指置于金属鼻夹中部,一边向内按压一边顺着鼻夹向两侧移动指尖,直至将鼻夹完全按压成鼻梁形状为止,仅用单手捏口罩,鼻夹可能会影响口罩的密合性。

• 佩戴气密性检查。

(2)杯罩式医用防护口罩

• 用手托住口罩,使鼻夹位于指尖,让头带自然垂下。

• 使鼻夹朝上,口罩托住下巴。将上方头带拉过头顶,放在脑后较高的位置,将下方头带拉过头顶,放在颈后耳朵以下的位置。

• 将双手指尖放在金属鼻夹顶部,双手同时双侧边按压边向两侧移动,塑造鼻梁形状(用单手捏鼻夹会导致密合不当,降低口罩的防护效果,所以勿必使用双手)。

• 佩戴气密性检查。

(3)佩戴气密性检查方法

• 双手捂住口罩快速呼气(正压检查方法)或吸气(负压检查方法),应感觉口罩略微有鼓起或塌陷;若感觉有气体从鼻梁处泄漏,应重新调整鼻夹,若感觉气体从口罩两侧泄漏,应进一步调整头带位置。

• 若密合不当,不要佩戴口罩进入危险区域,应寻求主管人员的帮助。

(4)医用防护口罩脱除方法

• 不要触及口罩,用手慢慢地将颈部的下方头带从脑后拉过头顶。

• 拉上方头带摘除口罩,不要触及口罩。

- 如佩戴眼镜或帽子,请在摘下口罩前摘下眼镜或帽子。

3.使用注意事项

- 使用人员应认真阅读使用说明书,了解使用和维护过程中应该注意的事项以及产品使用限制。

- 每次佩戴好医用防护口罩后,应做佩戴气密性检查。

- 医用防护口罩不应重复使用。

- 口罩受到体液喷溅时应尽快更换。

(三)全面型自吸过滤呼吸器(全面罩)

1.性能要求

全面型自吸过滤呼吸器(全面罩)应符合《呼吸防护用品自吸过滤式防颗粒物呼吸器》(GB2626—2006)。

2.佩戴方法

- 先放松每条头带,一只手把前额的头发向后按住,另一只手拿呼吸器朝向自己的脸。

- 将呼吸器戴到脸部并把头带拉到脑后。

- 分别拉紧下方头带和上方头带。

3.全面罩佩戴气密性检查(应参见具体产品的使用说明书)

- 先用手掌盖住滤盒或滤棉的进气部分,然后缓缓吸气,如果感觉面罩稍稍向里面塌陷,说明面罩内有一定负压,外界气体没有漏入,可判断为密合良好。

- 用手盖住呼气阀,缓缓呼气,如果感觉面罩稍微鼓起,但没有气体外泄,可判断为密合良好。

- 如果感觉有气体从额头、眼角、下巴或其他部位泄漏,需要重新调整头带和面罩位置,重新检查。

- 若无法取得密合,不要佩戴呼吸器进入危险区域。

4.使用注意事项

(1)使用前应检查全面罩

- 检查是否有裂痕、撕裂或污染现象,确保面罩,尤其是面部密封部分不能变形。

- 检查吸气阀、呼气阀,观察是否有变形、裂纹或破裂的迹象。

- 确保头带完好及弹性良好。

- 检查所有塑料部分是否出现裂纹或老化现象,确保滤料垫片放置位置正确且状态良好。

- 每次佩戴好全面罩后,应做佩戴气密性检查。

(2)清洗和消毒

- 全面罩在每次使用后进行清洗和消毒。

- 不得清洗或消毒过滤元件(间接进气口滤棉盒可做表面擦拭消毒),污染后的过滤元件应废弃。

- 不建议对全面罩进行臭氧、甲醛熏蒸、高温蒸煮、射线等灭菌性消毒。

- 消毒可用季铵盐类消毒剂或次氯酸钠消毒剂浸泡,或使用其他适用的消毒剂。

- 在消毒后重新使用或贮存前,应确保所有消毒的部件都经温水彻底冲洗,并完全风干。

- 应按照产品使用说明书的指引检查产品和部件,看是否有损坏或老化,必要时应更换。

(四)动力送风过滤式呼吸防护用品

1.性能要求

动力送风过滤式呼吸防护用品应符合《呼吸防护动力送风过滤式呼吸器》(GB 30864—2014)。

2.使用注意事项

- 使用前先进行流量检查,以确认电池供电充足,PAPR 运行正常。先打开电机送风,再佩戴头罩(面罩、头盔)等。

- 摘脱时应先摘下头罩(面罩、头盔),再关闭电源。

- 动力送风呼吸器脱除时会存在短时的呼吸道暴露的风险,应同时佩戴医用防护口罩或其他防颗粒物口罩(过滤效率达 95% 及以上)。

- 清洗和消毒如下:①开放型面罩、送风头罩、呼吸管、电机不能用高温蒸煮或辐射灭菌,建议外表面擦拭消毒。一般不建议浸泡消毒,如果需要浸泡消毒应注意材料的适用性和干燥的方法;②在消毒后重新使用或贮存前,应确保所有消毒的部件都经温水彻底冲洗,并完全风干;③不管使用何种消毒剂的产品使用说明,了解其适用性、应用方法和应保持的接触时间;④应按照产品使用说明的指引,检查产品和部件是否有损坏或老化,必要时应进行更换。

(五)适合性检验

适合性检验是采用定性或定量的方法检验某类密合型面罩对具体使用者面型适合程度的方法。

口罩(面罩)的设计并不能确保适合每个人的脸型,如果所佩戴的口罩(面罩)不能保证与面部紧密密合,颗粒物将会在泄漏处进入口罩(面罩)内,气流将从阻力最低的泄漏处进入呼吸区,使呼吸防护失效。为避免选择的呼吸器密合型面罩在使用中因不适合使用者而存在泄漏现象,初次佩戴一种型号的口罩或全面罩时,必须进行适合性检验,并在以后的每年至少检验一次。

定性适合性检验的原理是利用人对某些有味道的物质的感觉,如甜味、苦味或刺激性,用发生器将测试试剂发散在空气中(例如用喷雾器将测试液分散成气溶胶),检验受试者在佩戴呼吸器面罩前后对这些物质的主观感觉,并对适合性做定性的评价。适合性检验极为重要,如果佩戴的面罩与使用者面型不适合,佩戴时就会存在明显泄漏,使防护失效。通过适合性检验可帮助确定哪种面罩最适合具体的使用者使用,同时也起到培训作用,可帮助使用者了解面罩佩戴与调节的方法。

典型的定性适合性(如使用苦味剂)检验的方法是(应参见具体适合性检验工具使用说明),在不佩戴面罩时,用低浓度敏感试剂测试受试者的敏感度,受试者必须伸出舌头呼吸(鼻子闻不到,只靠舌头感觉),如果无法感觉到,说明这个人不适合这种检测剂,应调换另一种试剂(如甜味)。在确定受试者的敏感度后,让受试者佩戴面罩,完成佩戴气密性检查,尽量与面部密合,用 100 倍高浓度的检测剂测试(受试者在面罩内仍然要伸出舌头呼吸)。为确保检测剂的浓度,让被检测者带上一个头罩,防止气溶胶浓度降低,其通过面罩上的小孔定时喷入,便于维持气溶胶的浓度水平。佩戴者按照要求做一系列的相关动作,模仿实际工作中的典型情况,每个动作持续 1min,包括正常呼吸、深呼吸,上下抬头、左右摇头,大声说话,弯腰等,其间受试者如果尝到检测剂的味道,说明面罩存在泄漏,停止测试。允许受试者重新调整面罩,再测试一次。如果始终不能通过检验,说明受试者不适合这款面罩,需要更换另一型号的产品。

二、眼、面部防护

(一)防护眼罩与防护面屏

1.性能要求

防护眼罩与防护面屏应符合《个人用眼护具技术要求》(GB14866—2006)。

2.使用注意事项

- 应在每次使用后进行清洗和消毒,可使用次氯酸钠或季铵盐类消毒剂。

- 在消毒后重新使用或贮存前,应确保经温水彻底冲洗,并完全风干。

- 如眼罩与面部不能密合或镜片模糊不清,应尽快更换。

三、皮肤防护

(一)医用一次性防护服

1.性能要求

医用一次性防护服应符合《医用一次性防护服技术要求》(GB19082—2009)。

2.医用一次性防护服的穿着

- 检查防护服的完好性。

- 穿上防护服。

- 戴上帽子,拉上拉链,贴上门襟胶条。

- 如有必要,可用胶带将接合部位密封,如门襟、防护服袖子和防护手套接合处、防护服帽子和全面具的接合处。

- 做抬手、抬腿、下蹲、弯腰等动作,以检查防护服是否合身及是否妨碍作业。

3.医用一次性防护服的脱除

- 揭开门襟胶条。

- 从上向下拉开防护服拉链,双手抓住颈侧部位向上拉,低头的同时双手向后翻,摘下帽子并脱出双肩,双手从袖中抽出,将防护服以及鞋套完全脱下(这个过程中应注意由内裹外的原则,避免双手和防护服的外表面接触)。

4.使用注意事项

●不应重复使用。

●防护服上如被血液、体液喷溅,应视现场情况和防护服的防渗透性能尽快更换。

(二)化学防护服

1.性能要求

化学防护服应符合《防护服装 化学防护服通用技术要求》(GB24539—2009)。

2.穿脱方法

参照医用一次性防护服。

3.使用注意事项

●不重复使用。

●防护服上如被血液、体液喷溅,应视现场情况和防护服的防渗透性能尽快更换。

●应根据具体作业的风险评估,确定所选化学防护服的化学防护能力。

附录 F　乙、丙类经呼吸道传播传染病的
消毒方法及剂量

表 F.1　乙、丙类经呼吸道传播传染病的消毒方法及剂量

消毒场所	消毒方法	用量	消毒时间
室内污染表面	含有效氯(溴)为 1000~2000mg/L 的含氯(溴)消毒液,喷洒	300mL/m²	60~120min
	2000~5000mg/L 的过氧乙酸喷洒		
室内地面	含有效氯(溴)为 1000~2000mg/L 的含氯(溴)消毒液,喷洒	300mL/m²	60~120min
室内空气	开窗通风	每天≥2 次	≥30min
	紫外线灯照射	每天≥2 次	≥30min
餐(饮)具	煮沸	100℃	15min
	含有效氯(溴)为 1000~2000mg/L 的含氯(溴)消毒液,浸泡		30~60min
玩具	煮沸	100℃	15min
	含有效氯(溴)为 1000~2000mg/L 的含氯(溴)消毒液,浸泡		60~120min
织物(被单、被套、衣物)	煮沸	100℃	15min
	含有效氯(溴)为 1000~2000mg/L 的含氯(溴)消毒液,浸泡	淹没被消毒物品	60~120min
稀便、呕吐物	漂白粉干粉(含有效氯 25%~30%)搅匀	粪药比为 10:1	120min
成型粪便、分泌物	含有效氯(溴)为 20 000mg/L 的含氯(溴)消毒液,浸泡	粪药比为 1:2	120min
便器	含有效氯(溴)为 5000mg/L 的含氯(溴)消毒液,浸泡	淹没便器	60~120min

索　引

本书配有智能阅读助手，帮您实现

"时间花得少，阅读效果好"

▶ 建 议 配 合 二 维 码 一 起 使 用 本 书 ◀

我们为本书特配了智能阅读助手，它可以为你提供本书配套的读者权益，帮助你提高阅读效率，提升阅读体验。

针对本书，你可以获得以下读者权益：

线上读书群

为你推荐本书专属读书交流群，入群可以与同读本书的读者交流阅读过程中遇到的问题，分享阅读经验。

另外，还为你精心配置了一些帮助你更好地阅读本书的读书工具与服务。

微信扫码，添加智能阅读助手

阅 读 助 手 ， 助 你 高 效 阅 读 本 书 ， 让 读 书 事 半 功 倍 ！